みんなの呼吸器
Respica
2021年冬季増刊

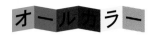

JN013606

病棟・外来・在宅医療チームのための

在宅酸素療法まるごとガイド

Home Oxygen Therapy

Web動画 HOT患者の
ケアのコツが
Web動画で学べる！

酸素流量調整
デバイス管理　　外来指導
呼吸リハビリテーション

編著

医療法人徳洲会八尾徳洲会総合病院
副院長
石原英樹

大阪はびきの医療センター 呼吸ケアセンター
副センター長／慢性疾患看護専門看護師
竹川幸恵

MC メディカ出版

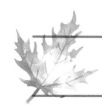

はじめに

　わが国で在宅酸素療法（home oxygen therapy；HOT）に社会保険適用がなされたのは 1985 年 3 月ですが、HOT の黎明期を振り返ると、1970 年代初頭から先駆的な施設で試験的な試みがなされており、すでに半世紀近い歴史となります。現在の療養者数は約 150,000 人以上に達しており、HOT は最も成功した在宅医療メニューの一つとして評価され、わが国の在宅医療にとっても大きな促進的インパクトを及ぼしてきました。HOT の現状を一言で表すなら、"安定期・定常状態" と表現しても差し支えないものと考えています。しかしながら、われわれ医療者にとって HOT は当たり前の治療法になっているのかもしれませんが、「いわゆる一般市民の方々には本療法が認知されているのだろうか？」「街中で HOT 患者を見かけたときに、珍しい存在として映っていないだろうか？」といった危惧を持たざるを得ないのもまた現状なのではないかと考えています。

　HOT 患者を取り巻く環境は、医療機器の進歩や地域医療連携の重要性の認知向上などにより、一昔前と比べるとかなりの改善が認められます。特に近年、院内を中心にハイフローセラピー（高流量鼻カニュラ酸素療法、high flow nasal cannula oxygen therapy；HFNC）という革新的な治療法が普及してきており、本書でも HFNC の在宅応用についての項目も設けることとしました（2021 年 10 月時点ではまだ社会保険適用はされていません）。

　本書が「これまで・これからの酸素療法」を再考する機会になると同時に、今後この分野を担っていかれる皆様の一助になれば幸いです。

2021 年 10 月

医療法人徳洲会八尾徳洲会総合病院　副院長
石原英樹

大阪はびきの医療センター 呼吸ケアセンター　副センター長／慢性疾患看護専門看護師
竹川幸恵

みんなの呼吸器 **Respica**
2021年冬季増刊

病棟・外来・在宅医療チームのための
在宅酸素療法まるごとガイド

Contents

4章 HOT患者の アドヒアランス支援がわかる

5章 HOT患者の終末期ケア・ ACPがわかる

6章 HOT患者の運動療法がわかる

巻末資料 HOT患者のケアに役立つ早見表

表紙・デザイン 創基 市川 竜
イラスト 松山朋未

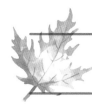

執筆者一覧

編著

石原英樹 医療法人徳洲会 八尾徳洲会総合病院　副院長

竹川幸恵 大阪はびきの医療センター 呼吸ケアセンター　副センター長／慢性疾患看護専門看護師

1章	**在宅呼吸ケアが必要な病態・診断・治療がわかる**	
1	倉原　優	独立行政法人国立病院機構 近畿中央呼吸器センター 内科
2	石原英樹	
3	永田一真	神戸市立医療センター中央市民病院 呼吸器内科　副医長
2章	**在宅酸素デバイスの選び方・管理がわかる**	
1	平野恵子	JA広島総合病院 臨床工学科　主任
2	石橋一馬	神戸市立医療センター中央市民病院 臨床工学技術部 呼吸治療専門臨床工学技士／呼吸ケア研究会WARC　代表世話人
3	錦戸知喜	大阪母子医療センター 呼吸器・アレルギー科
4	角　謙介	独立行政法人国立病院機構 南京都病院 呼吸器センター　内科医長
5	武知由佳子	医療法人社団愛友会 いきいきクリニック　院長
3章	**HOT患者の在宅療養がわかる（導入／外来／訪問）**	
1	鬼塚真紀子	大阪はびきの医療センター HCU　主任／慢性呼吸器疾患看護認定看護師
2	中川勇希	大阪はびきの医療センター リハビリテーション科　作業療法士
3	渡部妙子	大阪はびきの医療センター HCU　慢性呼吸器疾患看護認定看護師
4	小林千穂	社会医療法人新潟勤労者医療協会 下越病院 師長室　慢性呼吸器疾患看護認定看護師
5	中山初美 石井和代　恒成由佳　井田真実　井本久紀	医療法人社団恵友会 霧ヶ丘つだ病院 看護部　看護部長 同院　慢性呼吸器疾患看護認定看護師
6	平田聡子	大阪はびきの医療センター 呼吸器内科病棟　副看護師長／慢性疾患看護専門看護師
7	宇佐美記子 石山亜希子	医療法人社団愛友会 いきいきクリニック 訪問リハビリテーション 同院 呼吸器内科
8	塚田さやか	公立陶生病院 臨床工学部　臨床工学技士
4章	**HOT患者のアドヒアランス支援がわかる**	
1	今戸美奈子	高槻赤十字病院 看護部　慢性疾患看護専門看護師
2	若林律子	順天堂大学大学院 医療看護学研究科　先任准教授
動画	竹川幸恵	
5章	**HOT患者の終末期ケア・ACPがわかる**	
1	松田能宣	独立行政法人国立病院機構 近畿中央呼吸器センター 心療内科　医長
2	立川　良	神戸市立医療センター中央市民病院 呼吸器内科　医長
3	竹川幸恵	
6章	**HOT患者の運動療法がわかる**	
1	北川知佳 神津　玲	長崎呼吸器リハビリクリニック リハビリテーション科　主任 長崎大学大学院医歯薬学総合研究科 医療科学専攻 理学療法学分野
2	中田隆文	マリオス小林内科クリニック リハビリテーション科　科長
巻末資料	**HOT患者のケアに役立つ早見表**	
1	岡田亜由美　田中つぐみ　寺岸千瀬　上野詩織　九鬼彩乃	大阪はびきの医療センター 看護部
2	中山初美　石井和代 末松利加	医療法人社団恵友会 霧ヶ丘つだ病院　医療ソーシャルワーカー

Web 動画の視聴方法

本書の動画マークのついている項目は、Web ページにて動画を視聴できます。
以下の手順でアクセスしてください。

■メディカ ID（旧メディカパスポート）未登録の場合

メディカ出版コンテンツサービスサイト「ログイン」ページにアクセスし、「初めての方」から会員登録（無料）を行った後、下記の手順にお進みください。

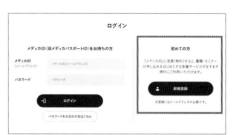

https://database.medica.co.jp/login/

■メディカ ID（旧メディカパスポート）ご登録済の場合

①メディカ出版コンテンツサービスサイト「マイページ」にアクセスし、メディカ ID でログイン後、下記のロック解除キーを入力し「送信」ボタンを押してください。

②送信すると、「ロックが解除されました」と表示が出ます。「動画」ボタンを押して、一覧表示へ移動してください。

③視聴したい動画のサムネイルを押して動画を再生してください。

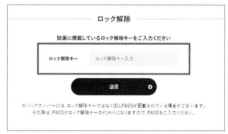

https://database.medica.co.jp/mypage/

ロック解除キー　rsp21wt5hot

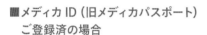

＊ WEB ページのロック解除キーは本書発行日（最新のもの）より 2 年間有効です。有効期間終了後、本サービスは読者に通知なく休止もしくは終了する場合があります。

＊ロック解除キーおよびメディカ ID・パスワードの、第三者への譲渡、売買、承継、貸与、開示、漏洩にはご注意ください。

＊図書館での貸し出しの場合、閲覧に要するメディカ ID 登録は、利用者個人が行ってください（貸し出し者による取得・配布は不可）。

＊ PC（Windows / Macintosh）、スマートフォン・タブレット端末（iOS / Android）で閲覧いただけます。推奨環境の詳細につきましては、メディカ出版コンテンツサービスサイト「よくあるご質問」ページをご参照ください。

Web動画掲載ページ

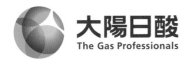
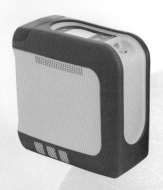
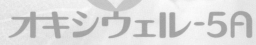

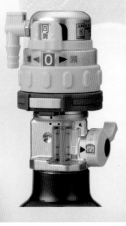

1章

在宅呼吸ケアが
必要な病態・診断・
治療がわかる

1 COPDと間質性肺炎の病態・診断・治療

独立行政法人国立病院機構 近畿中央呼吸器センター 内科 ｜ 倉原 優 ｜ Kurahara Yu

Introduction

COPDおよび間質性肺炎は、慢性呼吸器疾患の代表的なものです。いずれも呼吸困難を主症状とし、長期罹患・加齢・増悪により病態に進行がみられ、場合によっては在宅酸素療法を必要とする可能性があるという共通点があります。

この項では、COPDと間質性肺炎の病態・診断・治療のエッセンスについて解説します。

COPD の病態

慢性閉塞性肺疾患（chronic obstructive pulmonary disease；COPD）はタバコの煙などを長期間吸い続けることで発症する呼吸器疾患です。末梢気道に炎症が起こり、肺胞壁が破壊されてしまいます。労作時の息切れが主症状ですが、知らず知らずのうちに階段を使わなくなったり、坂道を避けるようになったりします。人間は誰しも加齢とともに肺機能が徐々に低下するものです。COPDの患者も例外ではなく、たとえ喫煙をやめていたとしても、肺機能は徐々に低下していきます。肺年齢は、喫煙歴がない人と比べると＋10歳、＋20歳と高い状態なので、晩年息切れが強くなってきます。そのため、一部のCOPD患者では、在宅酸素療法（home oxygen therapy；HOT）が導入されます。

「1日あたりの喫煙本数×喫煙年数」（ブリンクマン指数）が400を超えるとCOPDの発症リスクが高くなってきますが、経験上、酸素療法を必要とするCOPD患者は、**多くが指数600を超えています。**

COPD の診断

日本の調査では、40歳以上の約530万人、70歳以上の約210万人がCOPDとされてい

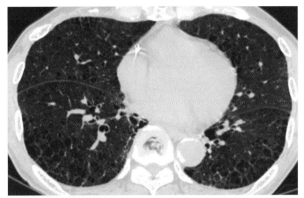

図1 COPD の胸部 CT 画像（肺内に嚢胞が多発）

ますが、その多くは未診断です[1]。重喫煙歴があって、COPD かもしれないと不安になり受診してくれる人はそう多くありません。

　COPD は、肺機能検査（スパイロメトリー）を用いて診断されます。呼気時に末梢気道が病的に閉塞することを検出する必要があります。COPD の末梢気道は、「吐くぞ！」と息を吐いた瞬間に、ペチャっと閉塞してしまいます。だから「閉塞性肺疾患」という名前がついているのです。すぐにへしゃげてしまうため、健康な人と比べて1秒間に吐ける空気の量（1秒量：FEV_1）が減少します。肺全体の容量（努力性肺活量：FVC）のうちの FEV_1 が占める割合を1秒率（FEV_1/FVC）と呼び、これが70％を切っていると「閉塞性換気障害あり」という判定になります。喘息でも1秒率は下がってしまうことが多いのですが、喘息の場合、吸入薬を吸って速やかに復活します（可逆性がある）。

　COPD は、重症度によって GOLD Ⅰ期から GOLD Ⅳ期に分類されます[2]。健康な人と比較した FEV_1 が、80％以上のものをⅠ期（軽度の気流閉塞）、50〜80％のものをⅡ期（中等度の気流閉塞）、30〜50％のものをⅢ期（高度の気流閉塞）、30％未満のものをⅣ期（極めて高度の気流閉塞）と呼んでいます。HOT が導入されるのは、ほとんどが GOLD Ⅲ〜Ⅳ期の患者です。

　胸部画像検査では、黒く抜けた嚢胞が多発します。これは破壊された肺胞同士がつながって一体化したものです。ただ、胸部 X 線写真で嚢胞の存在を見抜くのは難しく、胸部 CT 検査で偶然発見されることの方が多いです（**図1**）。

COPD の治療

　1に禁煙、2に禁煙です。「タバコをやめました」と言いながらも、紙巻きタバコは吸っていないが、実は加熱式タバコを嗜んでいるという人が結構いるというのが現状……。喫煙は肺がんのリスクにもなるので、とにかく"いらないもの"を吸わないよう徹底します。

　COPD にはいくつか治療薬は存在しますが、根治できないというのが現実です。タイムマシンでもない限り、喫煙によって破壊された肺胞を取り戻す方法はありません。長期管理薬として、吸入長時間作用性抗コリン薬（long-acting muscarinic antagonist；LAMA）、長時間作用性 β_2 刺激薬（long-acting β-agonists；LABA）、吸入ステロイド（inhaled corticosteroid；ICS）などがあり、それぞれに合剤が存在しますが、これらをもってしても、COPD の症状を劇的に改善させることは至難の業です。

　喀痰の症状が多く、気道分泌物が多いため、それを温床にして感染から COPD 増悪を起こしやすいとされていることから、定期的に去痰薬を内服して予防する手法もあります。

　COPD のマネジメントにおいて最も重要なのは、筋力や持久力を落とさないことです。運動で息切れを感じるようになると、どんどん動かなくなって、さらに筋力が低下するという悪循環に陥ります。呼吸リハビリテーションを導入することは、自覚症状、QOL の維持に有効なので[3]、積極的に導入します。HOT の導入によって行動範囲が広がるのであれば、適応を見つつ広く酸素処方を行っています。息がしんどくてスーパーに行けなかったという慢性呼吸不全の患者から、HOT の導入によって買い物に行けるようになったと感謝されたこともあります。

間質性肺炎の病態

　その名のとおり、間質に起こる肺炎のことを間質性肺炎といいます。間質とは正常な肺胞の外側にある"壁"の部分のことを指します。この壁に炎症を起こす原因は、膠原病、薬剤、放射線、喫煙など原因がわかっているものから、原因不明の特発性のものまで多岐にわたります。COPD にも言えることですが、喫煙は本当に「百害あって一利なし」の存在なので、病院を受診したら、その瞬間から禁煙指導することが大事です。当院では、外来にデカデカと「禁煙しましょう」というポスターを貼っています。

　特発性間質性肺炎の中でも、特に酸素療法が導入されやすいのは、特発性肺線維症（idiopathic pulmonary fibrosis；IPF）です。間質に炎症を繰り返すと、壁がどんどん分厚くなってきて、最終的にガス交換できる肺胞が少なくなってしまいます（図2）。COPD とは異なり、閉塞性換気障害にはなりにくく、呼吸しても酸素が効率的に血管に取り込まれないという病態です。

　高齢化すると、人間なら誰でもほんの少し間質性肺炎を起こしているものです。筆者は、外来では「顔のしわ」みたいなものだと伝えています。IPF のような、緩徐ながらも進行していく間質性肺炎は、ほかの人よりもちょっとだけ肺の「しわ」が増えやすいということです。

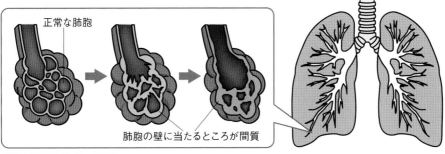

正常な肺胞

肺胞の壁に当たるところが間質

図2 間質性肺炎の進展

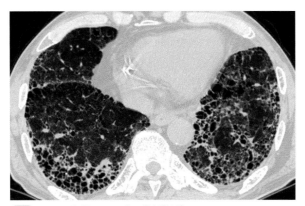

図3 IPF の胸部 CT 画像（蜂巣肺）

間質性肺炎の診断

　胸部X線写真で気づかれることが多いです。肺の下葉の含気が減ってくるため、うっすら白くなります。進行すると**図3**のように、下葉は蜂の巣のようになっていきます（**蜂巣肺**）。COPDのように診断基準というものはなく、症状・画像経過や、肺の生検検査・気管支肺胞洗浄液などの材料を用いて、医師同士の多面的な討議によって決定されることが一般的です[4]。背部を聴診すると、**パチパチパチという捻髪音（ファインクラックル）**が高率に聴取されます。これは、破壊され折りたたまれた肺胞が無理やり広げられるときに聴こえる音です。もちろんコロナ禍では注意が必要ですが、息切れや咳を訴える患者を診たとき、背中を聴診することが重要です。

　肺機能検査では、FEV_1ではなく**FVC**がまず低下します。健康な人の80%未満のものを拘束性換気障害と呼びます。そのため、1秒率は正常になることが多いです。COPDが「**吐けない**」疾患とするなら、間質性肺炎は「**吸えない**」疾患と言っても過言ではないでしょう。

間質性肺炎の治療

　昔は間質性肺炎に対して内服のステロイドが当たり前のように導入されていましたが、長期に全身性ステロイドを飲み続けると、骨粗鬆症や感染リスクが増加するため、特に IPF では使わないことが推奨されています[5]。

　間質性肺炎の原因がある場合、その回避が必要になります。例えば膠原病であれば原疾患の治療、薬剤であれば被疑薬の中止、外的抗原の曝露であればそれを回避する、といった対応です。

　また、進行していく間質性肺炎に対して、破壊を食い止める治療薬が存在します。それがピルフェニドン（ピレスパ®）やニンテダニブ（オフェブ®）といった抗線維化薬です[5]。光線過敏症や下痢などの副作用がありますが、FVC の低下をある程度抑制することができます。ただ、これも“夢の薬”というわけではなく、COPD と同じく破壊された間質や肺胞を戻すタイムマシンのような特効薬は存在しません。

　間質性肺炎が何らかの理由で急性増悪を起こした場合（感染が契機になることが多い）、入院して急性呼吸窮迫症候群（acute respiratory distress syndrome；ARDS）に準じたステロイドパルス療法などの強力な治療が加えられます。一度、急性増悪を起こすと、ADL が極度に低下します。酸素療法が既に導入されている患者では、酸素流量をアップしてから退院することもしばしばです。

　COPD は換気できる肺胞が残っているため、あまり高流量の酸素療法を要しないことが多いのですが、IPF で含気できる肺胞が極端に少ない場合、安静時でも 5L/min 以上の高流量の HOT が必要になることがあります。高流量が必要になるのは、ほとんどが蜂巣肺が進行した IPF や急性増悪を経験した重度の間質性肺炎です。

引用・参考文献
1) Fukuchi, Y. et al. COPD in Japan: the Nippon COPD Epidemiology study. Respirology. 9 (4), 2004, 458-65.
2) 日本呼吸器学会 COPD ガイドライン第 5 版作成委員会 編. COPD（慢性閉塞性肺疾患）診断と治療のためのガイドライン 第 5 版 2018. 東京, 日本呼吸器学会, 2018, 170p.
3) Puhan, MA. et al. Pulmonary rehabilitation following exacerbations of chronic obstructive pulmonary disease. Cochrane Database Syst Rev. 12(12), 2016, CD005305.
4) 日本呼吸器学会「特発性間質性肺炎 診断と治療の手引き」改訂第 3 版作成委員会. 特発性間質性肺炎診断と治療の手引き（改訂第 3 版）. 東京, 日本呼吸器学会, 2018.
5) 厚生労働科学研究費補助金難治性疾患政策研究事業「びまん性肺疾患に関する調査研究」班 特発性肺線維症の治療ガイドライン作成委員会 編. 特発性肺線維症の治療ガイドライン 2017. 東京, 南江堂, 2017.

HOT の特徴
～NPPV と TPPV との比較～

医療法人徳洲会 八尾徳洲会総合病院　副院長 ┃ **石原英樹** ┃ Ishihara Hideki

Introduction

HOT はもっとも成功した在宅医療メニューの 1 つと評価され、わが国の在宅医療にとっても大きなインパクトを与えてきました。HOT の現状を一言で表すなら、「安定期・定常状態」と表現しても差し支えないと考えています。

本稿では、在宅人工呼吸療法（home mechanical ventilation；HMV）としての非侵襲的陽圧換気療法（non-invasive positive pressure ventilation；NPPV）と気管切開下陽圧換気療法（tracheostomy positive pressure ventilation；TPPV）について概説するとともに、HOT との比較を概説します。

HMV の現状

高二酸化炭素血症を伴う患者に対する換気補助療法として NPPV が普及しています。それ以前の II 型呼吸不全患者の低酸素血症に対する治療は、酸素療法を中心に行われてきましたが、肺胞低換気を認める患者には、酸素療法だけではなく何らかの換気補助療法の必要性が指摘されていました。しかし、NPPV が普及するまでは、換気補助療法の選択肢としては TPPV が中心であったため、多くの施設で躊躇が見られ、在宅症例数はかなり限られていました。しかし近年の NPPV の普及により、「肺胞低換気に対する換気補助」という理にかなった治療が在宅でも比較的簡便に行えるようになり、HMV は大きな転換期を迎えました。

わが国では 1975 年頃、神経難病看護の領域で必要に迫られ、HMV 実践が開始されました。その後、HMV 療養者数の増加は長年にわたり微々たるレベルに止まっていました。HOT と異なり、HMV は全国で合意のガイドラインがないまま 1990 年に社会保険適用が開始されましたが、その後も HMV 療養者数の増加は数年間認められませんでした。

長年停滞していたわが国の HMV 療養者数は、1994 年から 2 年ごとに診療報酬改定が進められたのと軌を一にして、加速度的な増加に転じています。筆者らが実施してきた全国調査で

は、図1に示すような現状にあります。HMV 療養者数は 2017 年の調査では **18,101 例**となっており、1997 年以降認められた患者数の急増傾向は、ここ数年ほぼ定常状態となっています。NPPV 症例数が **12,110 例**と HMV の 67% を占め、一方 TPPV 症例数は **5,991 例**とこれまでの調査と比べ増加傾向を認めますが、2007 年までの全国調査で過小評価されていた可能性が大きいと考えています。

　しかし、HMV 実施施設は HOT の 72% に対して、NPPV 54%、TPPV 27% と限られた施設でしか行われていない現状も明らかになっており、HMV の安全な継続に不可欠な支援体制整備には、診療体制の整備、介護・在宅医療資源の不足など、なお多くの課題があります。

NPPV と TPPV

1. NPPV か TPPV か?

　NPPV は、侵襲的な気道確保をせずにマスクを用いて行う陽圧換気療法です。また TPPV は、気管切開などの侵襲的な気道確保下に行う陽圧換気療法です。表1にインターフェイスの比較を示しています。

　NPPV は TPPV と比べ、**導入の容易さと簡便性、患者に対する侵襲度が低い**というメリットがあります。しかし、**肺胞換気量確保の確実性**の点では、TPPV の方が優れています。これは、NPPV でよく用いられる bilevel PAP タイプの人工呼吸器が、リークを許容した設計となっているためです。

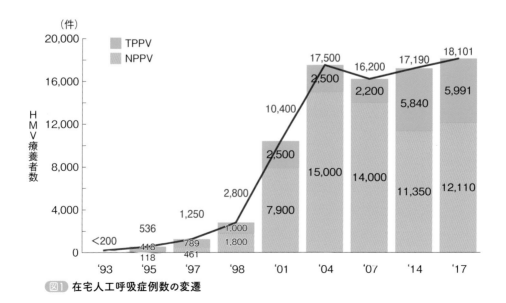

図1 在宅人工呼吸症例数の変遷

表1 各種インターフェイスの比較

	気管切開（TPPV）	NPPV
長所	・気管より上野レベルでの障害を起こさない ・気道吸引が容易 ・太い気管カニューレの使用が可能 ・患者に苦痛がない ・気管カニューレの交換が比較的容易 ・工夫により会話可能 ・経口摂取可能	・気管挿管よりも簡便で素早く行える ・気管挿管・気管切開に伴う合併症が起こりにくい ・中断・再開が容易
短所	・手術操作に関連した合併症（出血、感染、気胸など）の可能性が避けられない ・遅発性合併症（抜去困難、瘢痕）の可能性が避けられない	・マスクによる皮膚の発赤・潰瘍などの可能性が避けられない ・換気・酸素化の確実性の面で劣る ・患者の協力が必要

導入の容易さと簡便性、患者に対する侵襲度の低さから、まずは NPPV が選択されるべきですが、誤嚥がある場合や、喀痰などの分泌物の自己喀出が難しく気道確保が必要である場合などは、TPPV が適切です。

2. NPPV から TPPV への移行

誤嚥がある場合、喀痰などの気道分泌物が多く、自己喀出が困難な症例では、窒息の危険があるため、気道確保の観点からも TPPV が推奨されます。また NPPV を導入しているにもかかわらず、高二酸化炭素血症を伴う呼吸性アシドーシスあるいは低酸素血症が改善しない場合、まず NPPV の条件設定の変更を試みますが、それでも改善が認められない場合、適応を十分考慮したうえで TPPV への移行を考慮します。

3. TPPV から NPPV への移行

すでに気管切開が行われている症例に対し、NPPV を適用する場合があります。慢性呼吸不全患者の場合、いったん気管切開を実施した患者に関しては、気道分泌物吸引の確実性などのメリットを考慮すると、気管切開孔を閉鎖することが困難であることが多く、換気の確実性の観点からも、TPPV の方が適切です。しかし、TPPV に伴うデメリット（**発声困難、気管カニューレの管理**など）が、患者の QOL を損なうことがあります。そのような症例に NPPV を導入することで、TPPV に伴うデメリットを克服し、QOL の向上につながる可能性があります。その場合にまず重要なことは、**喀痰などの気道分泌物を自己喀出できるかどうかの見極め**です。

しかし、気管切開孔閉鎖後に NPPV を導入すると、気道確保が必要となった場合に再気管挿管が必要となるため注意が必要です。患者の安全という観点から、いきなり気管切開部を閉

鎖せずに、NPPVを試みるべきです。一定期間NPPVで問題なく呼吸管理が可能で、気道分泌物喀出能に関しても、問題がないと評価した後に、気管切開部の閉鎖を考慮します。具体的には、気管カニューレをレティナに変更し、NPPV時には、レティナボタンを装着します。しかしNPPV実施時、圧が掛かるとレティナボタンが外れる（飛ぶ）ことがあります。そのような場合はテープなどで固定して実施します。

HOTとNPPV・TPPVの比較

酸素療法とは、酸素吸入により吸入酸素濃度（F_IO_2）を上げ、肺胞気酸素分圧（P_AO_2）、動脈血酸素分圧（PaO_2）を上昇させることで、低酸素血症を改善させ、さらに低酸素性血管収縮が抑制され、これにより肺高血圧が軽減されます。

HOTはこの酸素療法を在宅で長期間にわたり実施する治療法です。HOT実施例は非実施例より生命予後が有意に良好であり、さらに入院回数・日数の減少による経済効果、家庭・社会への復帰や呼吸困難の軽減によるQOL・ADL改善のなどが報告されています。

NPPV・IPPVはいずれも「ventilation」という言葉どおり換気の補助を行い、高二酸化炭素血症を改善する効果があります。さらに呼気終末陽圧（positive end-expiratory pressure；PEEP）効果（NPPVの場合はEPAPに相当）で酸素化の改善効果も認めます。一方、酸素療法は文字どおり空気中よりも高い濃度の酸素を投与することであり、酸素吸入によりF_IO_2を上げ、P_AO_2、PaO_2を上昇させ、低酸素血症を改善・予防するのが目的となります。したがって換気補助の直接的効果はなく、この点がNPPV・TPPVとの最大の違いです。

おわりに

HOT、NPPV、TPPVはいずれも在宅で行う呼吸療法です。したがって、在宅導入後は適切に治療が継続されているかどうかが重要になります。主なチェックポイントは、アドヒアランスの確認、トラブルの早期発見、機器の設定の確認、機器の設定変更の必要性などです。在宅呼吸ケアの実践にあたっては、多職種によるチーム医療と地域医療連携も大変重要です。

3 在宅でのハイフローセラピー（HFNC）

神戸市立医療センター中央市民病院 呼吸器内科
副医長 　永田一真 ｜ Nagata Kazuma

Introduction

高流量鼻カニュラ酸素療法（high flow nasal cannula oxygen therapy；HFNC）は通常の酸素療法とは異なり、さまざまな生理学的機序によって呼吸不全の病態改善が期待できる新しい呼吸管理方法です。在宅での HFNC は主に高二酸化炭素血症を伴う慢性呼吸不全の患者に対して、QOL の改善や増悪の減少、$PaCO_2$ の低下などの有効性が示唆されています。現時点では保険適応となっていませんが、今後保険適応となればその使用が広まる可能性が高いでしょう。本稿では HFNC の有効性や実際に使用した症例について解説します。

HFNC とは

　HFNC は近年登場した新しい呼吸管理方法で、**最大 60L/min** までの加温加湿されたガスを広径の鼻カニュラで直接鼻咽腔に投与する酸素療法です（**図1**）。鼻カニュラの快適性が高く、また高流量であるため吸入酸素濃度を一定に保つことができるというメリットがあり、それ以外にも **表1** に挙げられるようなさまざまな生理学的効果があることがわかっています[1]。

　高流量のガスを鼻咽頭に送り込むことで、鼻咽頭の死腔をウォッシュアウトして死腔の全体量を減らし**肺胞換気量を増やす効果**があります。また、二酸化炭素の再吸入を防ぎ新鮮なガスを流し込むため、**二酸化炭素の排出に効果的**とされ、この効果により呼吸仕事量が減少すると考えられます[1]。さらに、**弱い PEEP 効果がある**ことに加え[2]、加湿効果にも優れており、線毛機能の改善により気道分泌物を排出しやすくする効果も示唆されています[3]。

　HFNC はこれまで院内で急性呼吸不全患者に用いられることが中心でしたが、これらの効果を通じて換気効率を改善させるため、COPD や気管支拡張症、間質性肺炎などの慢性呼吸不全患者においても有効な可能性があり、在宅での有効性が期待されています。

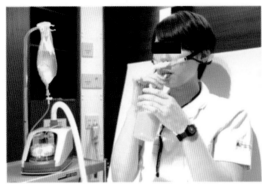

図1　HFNC

表1　HFNC の生理学的効果（文献 1 より改変）

鼻咽頭の死腔のウォッシュアウト	二酸化炭素の排出に効果的で肺胞換気量を増やす
吸気抵抗の低下	呼吸仕事量を減少させる。特に閉塞性睡眠時無呼吸の患者に効果的
PEEP 効果	呼気終末の肺容量の増加（肺胞リクルートメント）
加温加湿	線毛機能の改善

在宅 HFNC の有効性

　在宅で HFNC の有効性が期待されるのは、主に高二酸化炭素血症を伴う呼吸不全（慢性 II 型呼吸不全）の患者です。慢性呼吸不全患者に HFNC を用いることにより、QOL の改善や $PaCO_2$ の低下、増悪の減少、運動耐容能の改善などがいくつかの研究で示唆されています[4~6]。これらの有効性は HFNC の生理学的効果による呼吸仕事量の軽減と加温加湿による感染予防の効果が相まって生じると考えられます。

　デンマークで行われた研究では、HOT を必要とする COPD 患者 200 名を、HOT のみを継続する群と HOT に加えて HFNC を使用する群にランダムに割付を行い比較したところ、HFNC を使用した群は使用しなかった群と比べ、1 年間での COPD 増悪の回数や入院回数は少なく、また QOL や運動耐容能が良好でした[4]。

　わが国で行われた高二酸化炭素血症を伴う COPD 患者に対する 6 週間のランダム化クロスオーバー試験では、HFNC を HOT に加えて使用することで、QOL の改善や $PaCO_2$ の低下が得られることが示されました[5]。

　慢性期の COPD や気管支拡張症に対してのランダム化比較試験では、HFNC を使用した群は使用しなかった群と比較して増悪が少なかったことも報告されており、COPD 以外の慢性呼吸不全患者に対する有効性も示唆されています[6]。

　しかし、これらの報告は HOT との比較が中心で、現時点では慢性 II 型呼吸不全の治療の中心である NPPV との比較はほとんどされていません。HFNC は NPPV と比較すると、快適性が高く良好なコンプライアンスが期待される一方、換気補助やそれによる $PaCO_2$ の低減効果については劣っている可能性もあり、今後の研究が待たれるところです。

在宅 HFNC が有効だった例

高二酸化炭素血症を伴う COPD に対して HFNC を在宅で用い、有効であった自験例を紹介します。

症例

A さん：80 代男性（COPD Ⅳ期）

（現病歴） COPD で HOT（1L/min）を行っている。1 年前に肺炎で入院した際に持続する高二酸化炭素血症を認め、NPPV の慢性期導入を提案されたが忍容性が不良で使用できなかった。徐々に労作時呼吸困難が増強するとともに、動脈血液ガスで $PaCO_2$ の上昇を認めたため入院となった。

（動脈血液ガス所見） pH 7.398、$PaCO_2$ 59.3mmHg、PaO_2 58.7mmHg

（経過） 夜間睡眠時に HFNC（総流量 25L/min、酸素流量 1L/min）の使用を開始した。忍容性は良好であったため 1 週間後に総流量を 30L/min に増加させた。6 週間後の評価では $PaCO_2$ 54.2mmHg に低下し、夜間睡眠時の経皮的二酸化炭素分圧（$PtcCO_2$）の低下（図2）を認めた。自覚症状としても、労作時呼吸困難の改善や早朝の頭重感や倦怠感の改善が得られた。

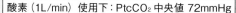

酸素（1L/min）使用下：$PtcCO_2$ 中央値 72mmHg

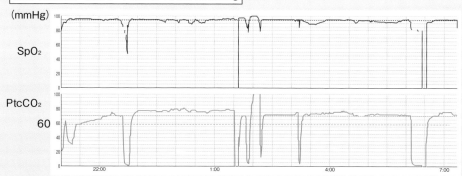

HFNC（総流量 30L/min、酸素流量 1L/min）使用下：$PtcCO_2$ 中央値 57mmHg

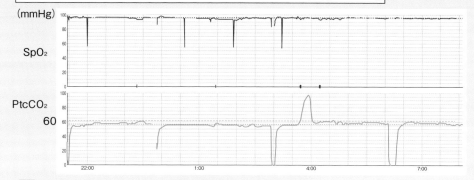

図2 HFNC を使用する前後での夜間睡眠時の $PtcCO_2$ の推移

さいごに

　これらのエビデンスや症例からは、慢性呼吸不全に対する在宅での HFNC の有用性は大いに期待されるところです。また NPPV が慢性 II 型呼吸不全に対して有効な治療として確立しているものの、患者の受け入れや介護体制の問題などにより実施が困難な場合も多いです。そういった患者においても HFNC は快適性や簡便性により有効性が期待されるところですが、現時点で在宅での HFNC は保険適応となっていません。またエビデンスとしても十分確立されたものではなく、今後さらなるエビデンスの蓄積が期待されます。

引用・参考文献

1) Dysart, K. et al. Research in high flow therapy: mechanisms of action. Respir Med. 103 (10), 2009, 1400-5.
2) Groves, N. et al. High flow nasal oxygen generates positive airway pressure in adult volunteers. Aust Crit Care. 20 (4), 2007, 126-31.
3) Restrepo, RD. et al. Humidification during invasive and noninvasive mechanical ventilation: 2012. Respir Care. 57 (5), 2012, 782-8.
4) Storgaard, LH. et al. Long-term effects of oxygen-enriched high-flow nasal cannula treatment in COPD patients with chronic hypoxemic respiratory failure. Int J Chron Obstruct Pulmon Dis. 13, 2018, 1195-205.
5) Nagata, K. et al. Domiciliary high-flow nasal cannula oxygen therapy for patients with stable hypercapnic chronic obstructive pulmonary disease. A multicenter randomized crossover trial. Ann Am Thorac Soc. 15 (4), 2018, 432-9.
6) Rea, H. et al. The clinical utility of long-term humidification therapy in chronic airway disease. Respir Med. 104 (4), 2010, 525-33.

2章

在宅酸素デバイス
の選び方・管理が
わかる

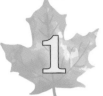

1 酸素供給装置

JA 広島総合病院 臨床工学科　主任 ｜ **平野恵子** ｜ Hirano Keiko ｜

Introduction

在宅酸素導入の際、真っ先に「ボンベを引いて歩くのは嫌だ」とよく言われます。在宅酸素＝酸素ボンベのイメージがまだまだ強くネガティブな印象を持っておられるのでしょう。しかし、近年は携帯型酸素濃縮装置の普及によって今までのイメージは払拭され、患者の受け入れや行動範囲も大きく変わりました。本稿では、各種酸素供給装置の特徴を示します。機種選定の参考にしていただければ幸いです。

設置型酸素濃縮装置 [1、2]

　以前は酸素透過膜（中空糸膜）を用いた膜型酸素濃縮装置が主流でしたが、現在では、酸素と窒素を分離する性質を持つ吸着剤（ゼオライト）を用いて濃度の高い酸素を発生させる吸着型酸素濃縮装置が広く用いられています（図1）。これは PSA（pressure swing adsorption）方式とも呼ばれ、加圧と減圧を繰り返すことにより、継続的な酸素供給が行えます。また、電源があれば連続使用が可能です。音声案内や停電時に自動的に酸素ボンベに切り替わるシステムなど、各社性能に多少の差はありますが、どの機種も簡単に操作できます。しかし、停電時には使用できず、月々の電気代がかかってしまう点がデメリットです。

液化酸素装置 [1、2]

　家庭用に − 189.1℃で液化した酸素をステンレスの設置型容器（親器）に貯蔵し、容器内の液体酸素が気化コイルを通ることで酸素を気化させて供給する装置です。外出の際には、親器から子器に患者自身が分注して使用します（図2）。液体酸素はすべてが気化すると 800〜900倍の気体酸素となると言われており、子器に保存された液体酸素だけでも相当量の酸素供給を行うことができます。

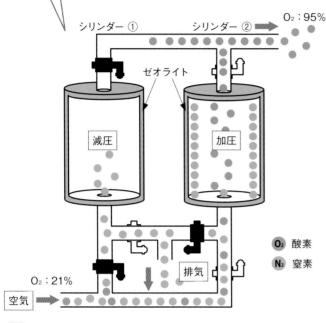

ゼオライトに加圧した空気を流すと窒素が吸着され、減圧した空気を流すと吸着した窒素が放出される仕組みになっています。

シリンダー ① シリンダー ② O_2：95%

ゼオライト

減圧　加圧

O_2 酸素
N_2 窒素

O_2：21%

空気　排気

図1 PSA 方式

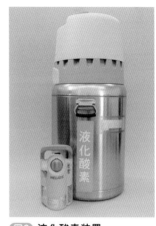

図2 液化酸素装置
（左：子器　右：親器）

（画像提供／ケアメディカルジャパン）

　子器は約 2kg と軽量であり、外出の機会が多い患者に有用です。また、電源を必要としないため災害時にも使用でき、電気代がかからない点もメリットです。しかし、親器から子器への分注操作は習熟が必要であり、安全に行えるかを院内で適切に判断したうえで在宅導入しなければなりません。液体酸素の使用にあたっては、親器のみを導入する場合は必要ありませんが、親器から子器への分注は高圧ガス製造の行為に当たるため、在宅酸素開始 20 日前までに消防署へ「高圧ガス製造事業届」を提出する必要があります。

携帯用酸素ボンベと呼吸同調装置 [1、2]

　院内で使用する酸素ボンベは主にマンガン銅でできているため、酸素ボンベといえば重たいイメージがありますが、在宅で使用する携帯用酸素ボンベはアルミニウムや繊維強化プラスチック（fiber reinforced plastics；FRP）などの軽量素材でできています。アルミ製のボンベはマンガン銅製の約半分、FRP 製のボンベは 4 分の 1 程度にまで軽量化しました。

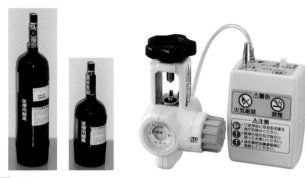

図3 携帯用酸素ボンベ・呼吸同調装置
（画像提供／フィリップス・ジャパン）

　しかし、連続流量で使用するとボンベの使用可能時間が短くなってしまうことから、**呼吸同調装置**を併用します（**図3**）。呼吸同調装置は、吸気時のごく初期にのみ酸素供給が行われるように設計された機器であり、鼻カニュラを通じて吸気を検出し、約 0.1 秒後に一定量の酸素を短時間で供給することができます。呼吸同調装置の原理は 2 種類あり、1 分間の酸素供給量が固定され、呼吸数の増加に伴い 1 吸気あたりの酸素供給量が減少するタイプと、呼吸数に関係なく 1 吸気あたりの酸素供給量を一定に固定できるタイプがあります。呼吸同調装置を併用することで、ボンベの使用可能時間を 2〜3 倍延長させることができます。

　なお、呼吸同調装置は酸素ボンベだけでなく、液化酸素装置の子器にも内蔵されています。

携帯型酸素濃縮装置 [1, 2]

　携帯型酸素濃縮装置は酸素流量に限界があり、すべての患者に使用できるわけではありません。また、同じ流量でも機種によって性能が大きく異なるため、各機種の特徴を理解したうえで、患者の呼吸に同調しているか、酸素化を維持できているかなど正しく評価し、適切な酸素流量を設定する必要があります。主に労作時に使用するため、この評価を怠ると退院後、「息苦しくてまったく動けなかった」といったことにつながります。

1. ハイサンソポータブル α ® 図4 ／ ハイサンソポータブル α II ® 図5

メーカー 帝人ファーマ

　低流量であれば連続供給が可能で、長時間の使用により性能が低下した場合でも、酸素生成モードを最適化して酸素濃度を補償する濃度補償機能が搭載されています。就寝時も安全に供給できることから、在宅時と外出時を 1 台で賄うことができます。操作パネルも見やすく音声案内機能も搭載されていることから、高齢の患者でも安心して使用できます。

酸素流量	連続モード：0.5L/min 同調モード：1〜3L/min
設定流量	【連続】0.5L/min：0.5 ± 0.1L/min
	【同調】1.0L/min 相当：8.3mL ± 10%/ 回 2.0L/min 相当：16.7mL ± 10%/ 回 3.0L/min 相当：25.0mL ± 10%/ 回 ＊呼吸数 20 回 /min での平均値
運転音	37dB
本体電池 使用時間	【連続】0.5L/min：2 時間 20 分
	【同調】1.0L/min：約 2 時間 30 分 2.0L/min：約 2 時間 30 分 3.0L/min：約 2 時間 30 分
本体＋予備 電池使用時間	【連続】0.5L/min：4 時間 40 分
	【同調】1.0L/min：約 5 時間 2.0L/min：約 5 時間 3.0L/min：約 5 時間
重 量	2.5kg

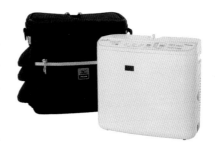

図4 ハイサンソポータブルα® （画像提供／帝人ファーマ）

酸素流量	連続モード：1.0L/min 同調モード：1.0〜4.0L/min
設定流量	【連続】1.0L/min 相当：1.0 ± 0.1L/min
	【同調】1.0L/min 相当：12.5 ± 1.3mL/ 回 2.0L/min 相当：25.0 ± 2.5mL/ 回 3.0L/min 相当：37.5 ± 3.8mL/ 回 4.0L/min 相当：50.0 ± 5.0mL/ 回 ＊呼吸数 20 回 /min での平均値
運転音	37dB（A）
本体電池 使用時間	【連続】1.0L/min：1 時間 40 分
	【同調】1.0L/min：約 2 時間 30 分 2.0L/min：約 2 時間 30 分 3.0L/min：約 1 時間 50 分 4.0L/min：約 1 時間 40 分
本体＋予備 電池使用時間	【連続】0.5L/min：3 時間 10 分
	【同調】1.0L/min：約 4 時間 40 分 2.0L/min：約 4 時間 40 分 3.0L/min：約 3 時間 20 分 4.0L/min：約 3 時間 10 分
重 量	4kg

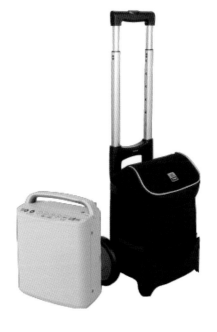

図5 ハイサンソポータブルα II® （画像提供／帝人ファーマ）

　しかし、**携帯型と設置型は両方レンタルする**ことはできないため、導入初期の低流量でコントロールできる患者には適していますが、間質性肺炎や肺がんの末期のように安静時と労作時の酸素流量に差がある場合や、設定流量の増加が予測される患者への導入は慎重に行わなければなりません。

2. シンプリーゴーミニ 図6

メーカー フィリップス・ジャパン

　安静時には 12〜20 回 /min の呼吸回数に応じて供給量を調整し、体動で呼吸回数が増加した場合は、1 分間の酸素供給量（呼吸回数×一回供給量）が一定供給されます。持ち運びはリュック・ショルダー・カートの 3 種類から選択でき幅広い年齢層で使用できますが、操作はタッチパネルかつ、電源 ON・OFF は電源ボタンを 2 度押さなければならないなど多少の慣れが必要です。また、**設定＝酸素流量ではない**ため、適切な酸素流量が供給されているかを評価することも必要です。携帯型と設置型両方の酸素濃縮装置をレンタルできます。

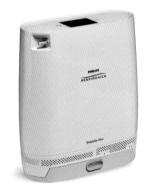

酸素流量	0.7〜3.0L/min 相当（同調モードのみ） 設定：① 0.7／② 1.3／③ 2.0／④ 2.6／⑤ 3.0（L/min）
呼吸回数 20 回の場合の 一回酸素量（mL）	設定：① 11.0／② 22.0／③ 33.0／④ 44.0／ ⑤ 50.0
運転音	42dB（設定②、呼吸数 20 回 /min の場合）
標準バッテリー 使用時間	設定：① 6 時間／② 4 時間 30 分／③ 3 時間／ ④ 2 時間 15 分／⑤ 2 時間
拡張バッテリー 使用時間	設定：① 12 時間／② 9 時間／③ 6 時間／ ④ 4 時間 30 分／⑤ 4 時間
重　量	2.3kg（標準バッテリー装着時） 2.7kg（拡張バッテリー装着時）

図6 シンプリーゴーミニ　（画像提供／フィリップス・ジャパン）

3．シンプリーゴー 図7

メーカー フィリップス・ジャパン

　連続2Lまで使用でき、人工呼吸器に接続し酸素添加が可能です。同調モードでは「設定6」まで使用でき、携帯型の中では比較的高流量まで対応できますが、連続モードか同調モードかは画面に表示されるアイコンで確認する必要があります。4.5kgと重いため、ショルダーよりも移動用カートを選択する患者の方が多いです。シンプリーゴーミニと同様、**携帯型と設置型の両方をレンタルできます**。

酸素流量	定常流（連続）モード：0.5〜2.0L/min
供給流量	【定常流（連続）モード】0.5／1.0／1.5／2.0（L/min）
	【パルス（同調）モード】1.0：11.5mL/回 1.5：17.2mL/回 2.0：24.0mL/回 2.5：30.0mL/回 3.0：36.0mL/回 3.5：42.0mL/回 4.0：48.0mL/回 4.5：53.8mL/回 5.0：59.5mL/回 5.5：65.5mL/回 6.0：71.5mL/回 ＊呼吸回数20回/minの場合
運転音	43dB（設定2、呼吸回数20回/minの場合）
バッテリー使用時間	【定常流（連続）モード】0.5L：2.9時間 1.0L：1.6時間 2.0L：0.9時間
	【パルス（同調）モード】1.0：3.4時間 2.0：3.0時間 3.0：2.2時間 4.0：1.74時間 5.0：1.3時間 6.0：1.3時間 ＊呼吸回数20回の場合
重量	4.54kg（バッテリー装着時）

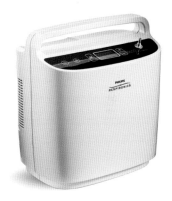

図7 シンプリーゴー （画像提供／フィリップス・ジャパン）

4．ケアサンソ FreeStyle Comfort® 図8

メーカー ケアメディカルジャパン

　呼吸回数にかかわらず、酸素流量を維持して供給する autoSAT® モード、呼吸が検知されない場合には設定された酸素流量を自動的に供給する autoDOSE™ 機能、同調機能の呼吸検知の感度を5段階から設定できる UltraSense® 機能が搭載されており、患者の呼吸状態に合わせた適切な酸素供給が可能です。2.3kg と軽量で電源操作が容易なため、高齢の患者や機械操作が苦手な女性患者でもすぐに操作できます。運転音は他製品と比較して**静音性**に優れていますが、実際に作動してみると思った以上にコンプレッサーの振動や運転音が大きく、この点を気にする患者が多い印象です。

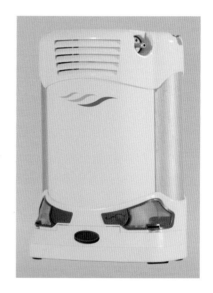

酸素流量	1.0～5.0L/min 相当
設定流量	【同調】 1.0L：210mL/min 　　　　 2.0L：420mL/min 　　　　 3.0L：630mL/min 　　　　 4.0L：840mL/min 　　　　 5.0L：1,050mL/min ＊呼吸数 20 回/min の場合
標準バッテリー使用時間	1.0L：約 8 時間 2.0L：約 4 時間 3.0L：約 3 時間 4.0L：約 2 時間 15 分 5.0L：約 2 時間
大容量バッテリー使用時間	1.0L：約 16 時間 2.0L：約 8 時間 3.0L：約 6 時間 4.0L：約 4 時間 30 分 5.0L：約 4 時間
重 量	2.3kg（標準バッテリー装着時） 2.7kg（大容量バッテリー装着時）

図8 *ケアサンソ FreeStyle Comfort®* （画像提供／ケアメディカルジャパン）

5. エアウォークウィズ AW-110 図9

メーカー フクダ電子

　連続 0.1L/min から設定可能であり、**連続・同調モード合わせて 11 段階から適切な流量を**設定することができます。運転音は 34dB（A）以下と**静音性**に優れた設計で、0.1L から設定できるので**小児領域**でも使用できます。重量が 6kg と重たいため、日常的な外出を目的とした使用というよりも、在宅人工呼吸管理が行われている患者の外泊やレスパイト入院時などに持ち運び、人工呼吸器と併用して使用されています。

酸素流量	連続モード 0.1／0.25／0.5／0.75／1.0（L/min）
	同調モード 0.25／1.5／1.75／2.0／2.5／3.0（L/min）
運転音	34dB（A）以下
バッテリー使用時間	【連続】0.5L/min：2 時間 30 分 　　　　1.0L/min：2 時間
	【同調】3.0L/min：2 時間
重量	6kg（本体のみ）

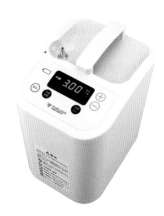

図9 **エアウォークウィズ AW-110**（画像提供／フクダ電子）

さいごに

　設置型または携帯型の酸素濃縮装置の場合、災害時や停電時には使用できなくなることから、患者は酸素ボンベの取り扱いにも慣れておく必要があります。しかし、一度に複数の機器操作を習得するには限界があります。そのような現状をふまえ当院では、メーカー点検時に患者が酸素ボンベの操作を確認できるよう、メーカーにも協力を依頼しています。患者に安心して酸素供給装置を使用いただくため、各メーカーと情報を共有し、さまざまな観点から評価して、患者が安心・納得して使用できる機種を選定することが、ADL の拡大や継続率の向上につながるのではないでしょうか。

引用・参考文献
1） 荒田晋二．呼吸管理の実際②（慢性呼吸不全）：専門臨床工学 呼吸治療編（第 4 版）．2019, 243-5.
2） 日本呼吸ケア・リハビリテーション学会 酸素療法マニュアル作成委員会ほか 編．酸素供給装置：酸素療法マニュアル（酸素療法ガイドライン改訂版）．東京，日本呼吸ケア・リハビリテーション学会，日本呼吸器学会，2017, 67-70.
3） 郷間巌．付録：在宅酸素装置の実際：在宅酸素療法をイチから学ぶ本．日本医事新報社，東京，2018, 376-95.
4） ハイサンソポータブルα ⓡ：製品カタログ．帝人ファーマ．
5） ハイサンソポータブルα（監）ⓡ：製品カタログ．帝人ファーマ．
6） PHILIPS Healthcare 製品カタログ．フィリップス・ジャパン．
7） 携帯型酸素濃縮装置ケアサンソ FreeStyle Comfortⓡ：製品カタログ．ケアメディカルジャパン．
8） エアウォークウィズ AW-110：製品カタログ．フクダ電子．

HOT で用いられる インターフェイス

神戸市立医療センター中央市民病院 臨床工学技術部
呼吸治療専門臨床工学技士／呼吸ケア研究会 WARC　代表世話人｜石橋一馬｜Ishibashi Kazuma

Introduction

在宅酸素療法（HOT）を行う場合は酸素濃縮器や液体酸素、もしくは酸素ボンベが用いられます。いずれにせよ使用する酸素供給装置ごとにインターフェイスや設定できる酸素流量に限界があります。院内で行われる場合と比較しても種類は限られますが、だからこそ最小限の酸素消費で最大限の効果が得られるよう工夫がなされています。

酸素流量と吸入酸素濃度の目安

鼻カニュラと酸素マスクはどちらも低流量システムに分類され、酸素流量と吸入酸素濃度の参考値としては 図1 のように提示されています[1]。しかし、これらは患者の一回換気量や呼吸回数の影響を受けて大きく変化するため、実際にはパルスオキシメーターなどを用いて目標の酸素飽和度が維持できているかどうかを確認することが大切です。

タイプ	インターフェイス	酸素流量 (L/min)										
		0.5	1	2	3	4	5	6	7	8	9	10　11
カニュラ	鼻カニュラ		24	28	32	36	40	44 (%)				
	リザーバー付鼻カニュラ（オキシマイザー）	31	32	35	39	42	45	49	52 (%)			
マスク	簡易酸素マスク						40	50	60 (%)			
	開放型酸素マスク（オープンフェースマスク®）		24			40		50				60 (%)
	リザーバー付酸素マスク							60	70	80	90	90〜 (%)

図1 **酸素流量と吸入酸素濃度の目安**（文献1を参考に作成）

鼻カニュラ

1. 構造・利点・装着方法

　鼻腔にプロングを挿入し酸素を投与するタイプで、構造がシンプルで装着方法も容易です（ **図2、3** ）。マスクタイプと比較して顔面への圧迫もなく、口元もフリーとなるため飲食しながらでも使用できます。現在、HOT で用いられるのはこの鼻カニュラのほかに、リザーバーを装着することによって酸素が節約できるリザーバー付鼻カニュラ（オキシマイザー、後述）があります。

2. 使用するときの注意点

　鼻粘膜が浮腫やポリープなどにより完全に鼻閉している患者には使用できません。また、口呼吸が中心となっている患者も、想定している吸入酸素濃度で供給されていない可能性があります。

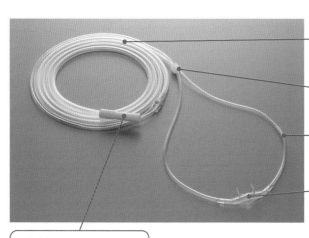
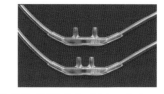

チューブ
酸素を通すチューブです。

アダプター
ストラップの長さを調整します。

ストラップ
耳介に掛けて鼻カニュラを装着します。

プロング
酸素の供給部です。鼻腔内に挿入して使用します。

コネクター
酸素流量計や加湿器などに接続します。必要に応じて先端を切断して太さを調整します。

図2 **鼻カニュラの構造**（画像提供／アトムメディカル）

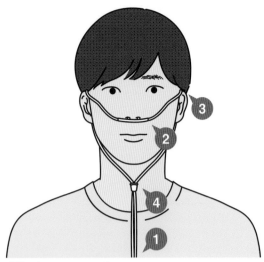

❶コネクターを酸素流量計に接続します。
❷プロングを鼻腔内に挿入します。
❸ストラップを耳介に掛けます。
❹顎の下でアダプターの位置調整を行い固定します。
　必要に応じてテープでストラップを固定しましょう。

図3　鼻カニュラの装着方法

リザーバー付鼻カニュラ（オキシマイザー）

1. 構造・利点

　リザーバー付鼻カニュラは、リザーバー内に酸素をリザーブ（蓄積）することで少ない酸素消費でも吸入酸素濃度を上昇させることができます。呼気時に酸素供給源からリザーバー内に酸素が流れ込み、蓄えられた酸素は通常供給される酸素に付加されて吸気時に供給されます（図4）。装着中は呼気でリザーバーが膨らみ、吸気でリザーバーが潰れるのが正常な動作となります。

　リザーバー付鼻カニュラは、①通常の鼻カニュラよりも酸素消費が節約できる、②高流量システムよりも陽圧感が軽減される、といった効果が得られます。特に低流量であるほど酸素の節約効果は高く、リザーバー付鼻カニュラで0.5L/min投与の場合は鼻カニュラの2L/min相当の吸入酸素濃度となり、最大で75%の節約が期待できます（図5）[2]。酸素供給量に限りのある在宅ではとても有用です。

2. タイプ別の特徴

　現在、鼻カニュラにリザーバーが装着されたノーマルタイプとチューブの途中にリザーバーが装着されたペンダントタイプの2種類が販売されています。酸素節約効果はいずれも同等であるため、患者の好みで選択してもらうとよいでしょう。

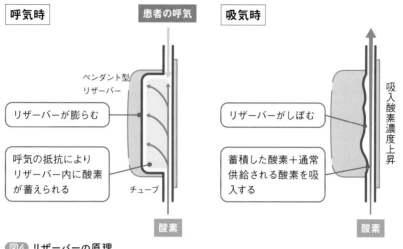

図4 リザーバーの原理

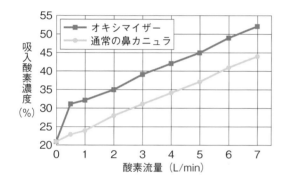

図5 吸入酸素濃度の比較（文献2より改変）

酸素流量	吸入酸素濃度（%）	
（L/min）	通常の鼻カニュラ	オキシマイザー
0.5	23.0	31.0
1	24.0	32.0
2	28.0	35.0
3	31.0	39.0
4	34.0	42.0
5	37.0	45.0
6	41.0	49.0
7	44.0	52.0

※吸入酸素濃度は計算により算出された値です。

1）ノーマルタイプ（図6-①）

　ノーマルタイプはプロング部にリザーバーが付いています。通常の鼻カニュラよりもプロング部が大きくなっており、鼻下が目立ちますが、ペンダントタイプと比較すると**静音性**に優れています。

2）ペンダントタイプ（図6-②）

　チューブの途中にペンダント型のリザーバーが付いているタイプです。プロング部は通常の鼻カニュラと同じ形状であるため**違和感**が少なく、ペンダントを服の中にしまうことができるので目立ちません。ノーマルタイプと比較するとリザーバーからの音が発生しやすく、特に高流量になるほどその傾向が強くなります。

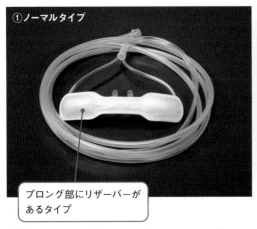

①ノーマルタイプ

プロング部にリザーバーがあるタイプ

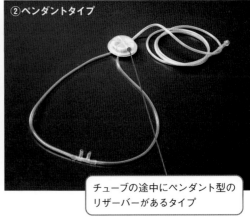

②ペンダントタイプ

チューブの途中にペンダント型のリザーバーがあるタイプ

図6 リザーバー付鼻カニュラ（オキシマイザー）（画像提供／日本ルフト）

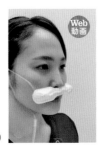

動画1
オキシマイザー
（ノーマルタイプの
正しい装着位置、
リザーバーの動き方）

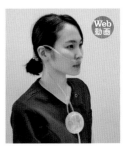

動画2
オキシマイザー
（ペンダントタイプの
正しい装着位置、
リザーバーの動き方）

3. 使用するときの注意点

1）リザーバーが濡れると膨らまなくなる

　リザーバー内に酸素を蓄積する構造のため、リザーバーが濡れると十分に膨らまず吸入酸素濃度が上昇しなくなることがあります。そのため、加湿器を併用する場合はチューブ内に結露が発生しないよう室温に注意し、リザーバーが正常に作動していることを確認しましょう[3]。

　また、装着したままの入浴も一応可能とされていますが、リザーバー部は密閉された構造ではないため、チューブ内やペンダント内に水分が入らないよう慎重に使用しましょう[3]。

　加湿・水濡れはいずれも動作不良などのトラブルの原因となりやすいため注意が必要です。

2）呼吸同調装置との併用はできない[3]

　酸素ボンベのレギュレータ（圧調整器）と一体型になった呼吸同調装置は、センサーが患者の吸気を感知して酸素を供給することにより、酸素消費が軽減できる装置です。最近では酸素濃縮器や液体酸素にも同様の機能が搭載されています。

　前述のように、リザーバー付鼻カニュラは呼気圧によって発生した抵抗でリザーバー内に酸素を蓄積します。そのため酸素供給源（酸素ボンベ、酸素濃縮器など）に呼吸同調装置が装着されていると、呼気時に酸素供給が停止してしまいリザーバーが膨らまなくなってしまいます。そもそもリザーバーシステム自体に酸素節約効果があるため、併用する必要はありません。

酸素マスク

1. 構造・利点・装着方法

　簡易酸素マスクは最もシンプルな構造のマスクです（**図7、8**）。通常の鼻カニュラよりも高流量の酸素を供給することが可能ですが、鼻と口を覆う構造のため飲食中は使用できません。また、声がこもるため会話しづらいという難点もあります。

　マスクの構造により、中濃度酸素マスク、高濃度酸素マスク（リザーバー付酸素マスク）、

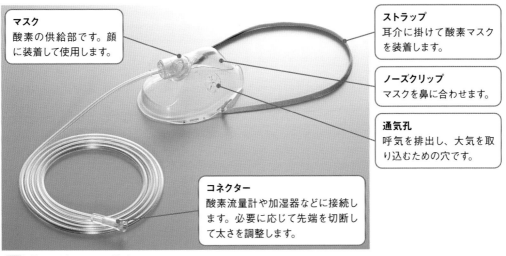

マスク
酸素の供給部です。顔に装着して使用します。

ストラップ
耳介に掛けて酸素マスクを装着します。

ノーズクリップ
マスクを鼻に合わせます。

通気孔
呼気を排出し、大気を取り込むための穴です。

コネクター
酸素流量計や加湿器などに接続します。必要に応じて先端を切断して太さを調整します。

図7 **簡易酸素マスクの構造**（画像提供／アトムメディカル）

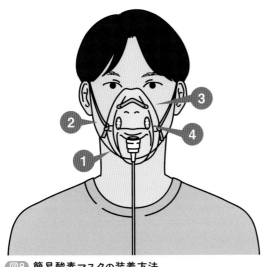

❶マスク本体を患者の鼻と口を覆うように当てます。
❷ストラップを装着し、適切な長さに調節します。
❸ノーズクリップを患者の鼻に合わせます。
❹マスク本体の両側にある通気孔が患者の頬と密着しないように当てます。

図8 **簡易酸素マスクの装着方法**

開放型酸素マスクなどの種類があります。

2. 使用するときの注意点

　低流量ではマスク内に呼気が貯留するため、酸素流量は 5L/min 以上とする必要があります。吸入酸素濃度はおよそ 40%を上回ることから、低濃度での酸素吸入には適していません。

　特にCOPDのような慢性閉塞性呼吸不全の患者は再呼吸による高二酸化炭素血症を引き起こす可能性があるため、後述の開放型酸素マスクを選択するか、使用せざるを得ない場合は十分に注意・観察が必要です。

開放型酸素マスク（オープンフェースマスク®）

1. 構造・利点

　開放型酸素マスクでは、特殊な形状の酸素噴き出し口（ディフューザー）から鼻と口へダイレクトに酸素を投与することができます。マスク自体に大きな穴が空いていて呼気が抜けやすく、二酸化炭素の再呼吸を防いでくれます（図9）。また、従来の簡易酸素マスクのようにマスク内に酸素を充満させる必要がないため低流量から使用可能です。

　ほかにも、①マスク開放部からストローで飲水が可能、②会話の際に声が通りやすくコミュニケーションが取りやすい、③酸素吸入しながらの吸引や口腔ケアが可能、④圧迫感が少なく

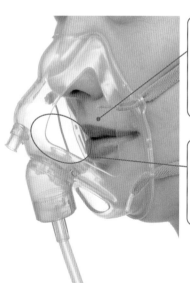

開放部
呼気がすぐに大気へ排出されるため二酸化炭素の再呼吸を抑えます。声が通りやすく、ストローを介した飲水や口腔ケアなどの処置などにも使えます。

ディフューザー
酸素の噴出方向を制御し、鼻と口にダイレクトに酸素を吹きかけるため、効率よく吸入することができます。

図9　オープンフェースマスク®の構造（画像提供／アトムメディカル）

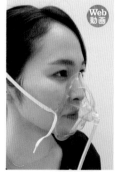

動画3 オープンフェースマスク
（正しい装着位置）

QOL 向上が期待できるなど、さまざまなメリットがあります。

2. 使用するときの注意点

　ディフューザーから噴出した酸素は鼻と口にピンポイントで届けられるため、ディフューザーの位置がずれてしまうと急激に吸入酸素濃度が低下する場合があります。マスクを装着する際はディフューザーが正しい位置にあるかを確認することが必要です。

リザーバー付酸素マスク

1. 構造・利点

　リザーバー付酸素マスクはマスク下部に取り付けたリザーバーバッグと呼ばれる袋に酸素をリザーブ（蓄積）しておき、吸気時に貯まった酸素を吸入するため、高濃度での酸素供給が可能です（図10、11）。マスクの通気孔に一方弁を取り付けることでさらに外気の流入を防ぎ、より高濃度の酸素を吸入することができます。

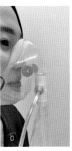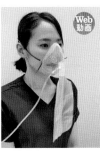

動画4 リザーバー付酸素マスク
（正しい装着位置、一方弁の動き方、酸素流量不足の場合）

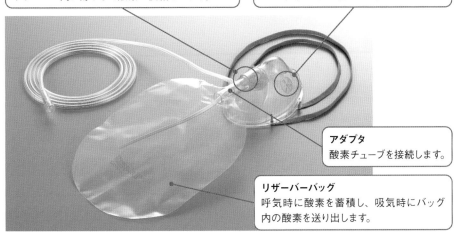

一方弁（小）
呼気時は閉じてリザーバーバッグへの呼気の流入を防ぎます。吸気時は吸気の陰圧で一方弁が開き、リザーバー内に貯まった酸素が供給されます。

一方弁（大）
呼気時に開いて呼気を排出します。吸気時は吸気の陰圧で一方弁が閉じることにより外気の流入を防ぎます。

アダプタ
酸素チューブを接続します。

リザーバーバッグ
呼気時に酸素を蓄積し、吸気時にバッグ内の酸素を送り出します。

図10 リザーバー付酸素マスク（画像提供／アトムメディカル）

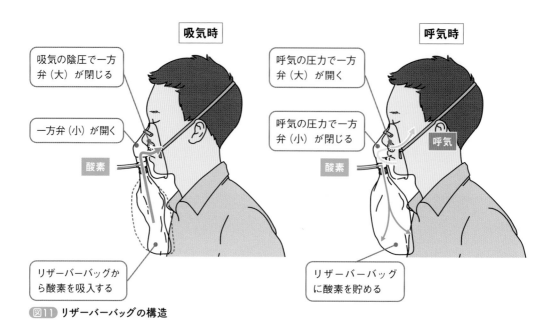

吸気時

呼気時

吸気の陰圧で一方弁（大）が閉じる

一方弁（小）が開く

酸素

リザーバーバッグから酸素を吸入する

呼気の圧力で一方弁（大）が開く

呼気の圧力で一方弁（小）が閉じる

呼気

酸素

リザーバーバッグに酸素を貯める

図11 リザーバーバッグの構造

2. 使用するときの注意点

1）一方弁（小）が正しく作動するか？

　リザーバー付酸素マスクの一方弁（小）は、リザーバーバッグ内への呼気流入を防ぐ役割があります。組み立てや清掃時に外れることがあるので、正しく装着されているかを確認しましょう。また、使用前に酸素を流してみてリザーバーバッグが膨らむか、リザーバーバッグを押したときに一方弁（小）が開いて酸素がマスクの方に流れるかを確認しましょう。

2）一方弁（大）が装着されているか？

　一方弁（大）には吸気時に外気がマスク内に流入するのを防ぐ役割があります。紛失したり装着を忘れたりすると吸入酸素濃度が低下するため、組み立てや清掃時は必ず確認しましょう。

3）酸素流量の設定は適切か？

　高濃度酸素を供給するにはリザーバーバッグが膨らむよう酸素を流す必要があり、また、マスク内に二酸化炭素が蓄積しないよう基本的に酸素流量は 6L/min 以上とします。在宅で使用する場合は、必要な流量に対応した酸素濃縮装置が必要となります。

4）マスクは顔に密着しているか？

　前述のとおり、リザーバー付酸素マスクでは一方弁（大）で外気流入を抑えることで酸素濃度を上昇させています。マスクが顔に密着していない状態では外気が流入して酸素濃度が低下します。しかし、しっかりと密着させていても完全に外気流入をなくすことはできないため、実際の酸素濃度は前述の 図1 で示した値よりも低くなることは珍しくありません。

引用・参考文献

1) 日本呼吸ケア・リハビリテーション学会 酸素療法マニュアル作成委員会ほか編. 酸素療法マニュアル (酸素療法ガイドライン 改訂版).
   東京, 日本呼吸ケア・リハビリテーション学会, 日本呼吸器学会, 2017, 144p.
2) リザーバー式酸素供給カニューレ オキシマイザー製品カタログ. 日本ルフト.
3) リザーバー式カニューレ オキシマイザー よくあるご質問. 日本ルフト.

2

HOT で用いられるインターフェイス

Web
動画

③ 小児インターフェイスと酸素濃縮装置

大阪母子医療センター 呼吸器・アレルギー科 ｜ 錦戸知喜 ｜ Nishikido Tomoki

Introduction

　　小児の HOT は、早産児や先天性疾患を持つ小児の治療成績の向上により増加傾向にあります。特に在宅人工呼吸器を使用する症例が顕著に増加しており、人工呼吸器とともに導入される例が増えています。わが国における小児 HOT の治療指針は、1989 年に NICU 退院児を念頭に作成されて以降は新たなものがなく、施設ごとの経験に準じて対応しているのが現状です。海外では英国で 2009 年に、また米国で 2019 年に、それぞれ小児 HOT のガイドラインが発表されています[1,2]。本稿ではそれらも参考に、小児の HOT について使用デバイスやその特徴などについて解説します。

小児の HOT

　　小児で HOT を行っている人数は、平成 30 年の厚生労働省研究班の調査から 5,000 例以上と推定されており、成人例約 16 万人に対し、HOT 患者の全体に占める小児の割合は数％にすぎません。そのため、小児の HOT に特化した診療マニュアルはなく、小児領域の診療においても成人のマニュアルを参考にしている部分が多いのが現状です。しかし、小児の対象疾患は成人とは大きく異なり、小児の特性上、管理の方法や注意点についても成人と異なる点は多いです。

　　小児の HOT の適応疾患で最も多いのは早産時の**新生児慢性肺疾患**（chronic lung disease；**CLD**）です。そのほかにも、先天性肺低形成や肺高血圧症、神経筋疾患、高度側弯症など原因疾患は多岐にわたります（**表1**）[3]。

表1 小児 HOT の適応疾患 〔文献 3 より引用〕

- 新生児慢性肺疾患
- その他の肺疾患（肺低形成など）
- 肺高血圧を伴う先天性心疾患
- 肺高血圧症（特発性、肺疾患に伴う）
- 無呼吸に伴うチアノーゼ発作
- 間質性肺疾患
- 閉塞性細気管支炎
- 気管支拡張症
- 閉塞性睡眠時無呼吸症候群
- 神経筋疾患など慢性低換気状態
- 高度側弯など胸郭の異常
- 緩和医療における呼吸苦などの症状の緩和

小児 HOT の特徴

1. 使用時期・期間

　成人の肺胞の数は約 3 億個といわれますが、出生時点では 5,000 万程度で、その後成長に伴い数は増加し、特に 2 歳までに急激に増大します。CLD を中心とした乳児期早期より HOT を開始した症例は 1 年程度の使用で HOT を中止でき、2 歳を超えて使用する例はまれです。成長にともない中止できる例が多い点は成人とは大きく異なります。

　精神、運動面の発達の重要な時期に酸素療法を必要とする乳幼児では、低酸素により発達に悪影響が出ないよう十分な配慮が必要となります。また、自分で呼吸困難を訴えることができない小児では、在宅の SpO_2 モニタリングが重要となります。

2. 低酸素血症のモニタリング

　小児での低酸素血症の診断において、動脈血液ガス分析は採血の負担が大きくあまり用いられません。臨床的には SpO_2 で判断されることがほとんどです。

　SpO_2 の正常値は成人とさほど変わりません。正常小児、安静時の SpO_2 値は中央値で 1 歳以下は 97～98％、1 歳以上は 98％とされています[2]。

　小児の低酸素血症の定義として 2019 年 ATS のガイドライン[1] では、1 歳以下では SpO_2 が 90％以下となる時間がモニタリングした全体の 5％以上、もしくは単回の測定で 90％以下が 3 回、同様に 1 歳以上では 93％以下がモニタリングした全体の 5％以上、単回の測定で 93％以下が 3 回とされています。病状が安定した状態にあるにもかかわらず 2 週間以上も低酸素血症が続けば、慢性のものと定義され HOT が考慮されます。

3．SpO₂ の目標値

HOT 施行中の SpO_2 の目標値に関して、小児ではエビデンスが乏しくあいまいでしたが、前述のガイドラインでは平均 $SpO_2 \geqq 93\%$、90%以下となる時間が全体の 5%以下となるように調整することが推奨されています。

過去のわが国の指針[4] では、SpO_2 目標値は 95%以上が推奨されており、現在でもその値で管理されている例も少なくないと思われますが、少量の酸素流量で管理できているのであれば、安全域をとって目標値を 95%以上としても大きな問題はないでしょう。

酸素濃縮装置の管理方法

小児の HOT でも基本的には成人と同じ酸素濃縮装置を使用しています。体格が小さく、換気量が小さい小児では 1L/min 未満の流量で管理されていることがほとんどで、3L/min までの酸素濃縮装置で十分なことが多いです。

乳児では 1L/min までの携帯型酸素濃縮装置でも、睡眠時や不調時も含めて問題なく HOT が行える例もあり、筆者の施設ではエアウォークウィズ®（フクダ電子社製）を使用しています。0.1L/min の低流量から設定できることや、小型で設置に場所をとらないことがメリットになります。

1．酸素濃縮装置の変遷

HOT が保険適応となった 1980 年代当初の酸素濃縮装置は、40% 濃度の低濃度酸素を供給する膜型と、90% 濃度の高濃度酸素を供給する吸着型が使用されていました。以後、吸着型の酸素濃縮装置は改良が進んで小型化・静音化し、電気代も軽減され普及が進み、膜型酸素濃縮装置（マイルドサンソ®TO-40、帝人ファーマ社製）は使用されなくなりました。現在使用されているマイルドサンソ®TO-40S は初期のような膜型ではなく、吸着型として 40% 濃度の酸素が供給されるようになっています。従来品より小型化されてはいますが、それでも一般的なハイサンソ® などの高濃度酸素濃縮装置と比較すると大型で、重さも倍以上あります。

成人領域でマイルドサンソ® を使用することは基本的にはないと思いますが、小児領域では早産児の CLD の症例などにおいて、体格が小さく高濃度酸素では流量の調整が難しい場合には、現在でもマイルドサンソ® が用いられることがあります。しかし、使用されている症例は小児 HOT のごく一部であり、筆者の施設でのマイルドサンソ® の使用例は HOT 約 240 例中 10 例程度に過ぎません。

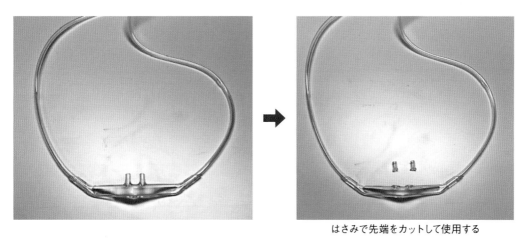

はさみで先端をカットして使用する

図1 鼻カニュラの先端カット

2. 酸素ボンベと呼吸同調装置

　移動時には小児でも酸素ボンベを使用します。成人で用いられる酸素使用量の節約のための呼吸同調装置は、乳幼児では吸気流速が不十分で使用は難しいです。しかし小児では成人と比較して流量が少なく、また自分でボンベを運ぶこともなく長時間移動することも少ないので、ボンベの残量はさほど問題になりません。換気量の少ない小児では、成人にとって低流量である 1〜2L/min であっても、吸入酸素濃度は高濃度になる場合があり注意が必要です。

3. 小児のインターフェイスにおける注意点

　一般的な HOT のマニュアルには、成人における鼻カニュラやマスク時の酸素流量と吸入酸素濃度の目安が記載されていますが、小児（特に乳児）で同様に適用することはできません。乳児においては、鼻カニュラ 2L/min での吸入酸素濃度が最大90％程度にまで上昇する可能性があり、成人の 2L/min での28％とは大きく異なります。吸入酸素濃度の違いを理解していないと疾患の重症度を見誤ります。

　加湿に関しても、成人のマニュアルには鼻カニュラで 3L/min までは加湿不要となっていますが、小児では 1L/min 以上では加湿が推奨されます。2L/min 以上では加湿をしても不快感から鼻カニュラでの投与が難しいこともあります。

　そもそも鼻カニュラのプロングを鼻に入れるのを嫌がる子どももいます。その場合には、はさみでプロングの先端をカットして使用することが多いです（図1）。ただし、先端をカットすることで吸入効率が下がり、F_IO_2 が下がる点には注意が必要です。

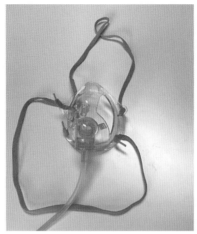

図2 オープンフェースマスク®（Sサイズ、アトムメディカル社製）

2L/min 以上の投与が必要な場合や鼻カニュラの受け入れが悪い場合は酸素マスクを用います。開放型の酸素マスク（図2）は小児でも受け入れやすく有効です。

マスクの密着が苦手な子は、口元の近くに置いて酸素を吹き流して投与することもあります。また睡眠時閉塞性無呼吸を呈しており、扁桃やアデノイドの肥大が原因ではなく手術での改善が見込めない症例において、本来であれば持続陽圧呼吸療法（CPAP）が必要な症例でも、マスクによる陽圧換気を受け入れない子どもは多いです。その場合は低流量の酸素投与で対応することもあります。

HOT 中止の目安

小児は成人と異なり、成長に伴い症状が改善し HOT を中止できることが多いです。HOT 中止の目安は、酸素の投与を最低流量まで下げても日中の SpO_2 値が目標値以上で安定していれば、まずは日中を中止し夜間のみの酸素投与とします。さらに夜間の安定を数カ月確認した上で酸素投与を中止します。中止後も半年程度は酸素濃縮装置を置いておき、感冒などでも SpO_2 値が目標値を下回らないことを確認してから HOT を中止とすることが多いです。

おわりに

近年の小児の在宅医療の状況は、急激に増加する在宅人工呼吸への対応が大きな問題になっていますが、一方で小児の在宅診療を引き受けてくださる訪問医や看護ステーションは以前よりずいぶん増えてきました。在宅人工呼吸症例と比較すると HOT のみの症例は予後が良く、

ケアの負担は少ないと認識される傾向があります。しかし当然ながら HOT のみの症例でも十分な配慮が必要であり、酸素療法の正しい知識を持ち、子どもの成長、発達に十分配慮し、保護者の不安をサポートしながら使用していくことが重要です。

引用・参考文献
1) Hayes, D Jr. et al. Home oxygen therapy for children. An official American Thoracic Society clinical practice guideline. Am J Respir Crit Care Med. 199 (3), 2019,e5-23.
2) Balfour-Lynn, IM. et al. BTS guidelines for home oxygen in children. Thorax. 64（Suppl 2）, 2009, ii1-26.
3) 南宏尚. 在宅酸素療法. 小児科診療. 82（1）, 2019, 101-7.
4) 宮坂勝之ほか. NICU 退院児の在宅酸素療法の適応基準に関する考察. 厚生省心身障害研究「新生児管理における諸問題の総合的研究」昭和 63 年度研究報告書. 1989, 217-21.

4 酸素流量調整

独立行政法人国立病院機構 南京都病院
呼吸器センター　内科医長

角　謙介　Sumi Kensuke

Introduction

在宅酸素療法（HOT）を導入することが決まったら、次は酸素流量を決めなければなりません。酸素流量の設定は患者ごとに異なり、また安静時・労作時・睡眠時の場面によっても異なります。患者の基礎疾患や呼吸機能の状態・生活強度などに合わせて、至適な酸素流量を決定する必要があります。本稿では、酸素流量の調整方法について当院の現状も紹介しながら解説します。

安静時の酸素流量の調整

まずは安静時の酸素流量です。これは**動脈血酸素分圧（PaO_2）が 60〜70mmHg、経皮的動脈血酸素飽和度（SpO_2）なら 90〜95％の範囲に入るように流量を調整する**のが基本です[1]。

しかし、もし患者に**高 CO_2 血症があるなら**、酸素流量は慎重に上げていかなければなりません（言わずと知れた CO_2 ナルコーシスのリスクです）。0.5L/min などの低い流量から開始し、SpO_2 を見ながら足りなければゆっくり、少しずつ（0.25〜0.5L 刻みで）酸素流量を上げていきます。そして動脈血液ガスを何度か採取し、急な CO_2 の上昇がないかを確認します。SpO_2 の最低目標値は 88％までは許容してもよいとされています。

高 CO_2 血症がない患者においては、もちろん慎重にするに越したことはありませんが上記のような対処は不要で、SpO_2 を見ながら 0.5〜1L 刻みで酸素流量を上下させればよいでしょう。

成書にはこのようにありますが、あまり最低目標値スレスレに酸素流量を設定しすぎると、上体を起こしたり机の上の物を少し移動させたりするような、労作時の酸素流量に変更するまでもない些細な動作でも SpO_2 が 90％を大きく割り込んでしまうケースを実際に経験します。「SpO_2 は 90〜95％の範囲に入るように流量を調整する」というのはわかりやすい目安ではありますが、特に呼吸不全が重症な場合はもう少し高めに設定するなど、患者の状態によって臨機応変に対応するのが望ましいでしょう。

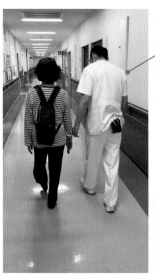

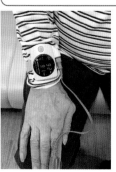

パルスオキシメーターで SpO_2 を測定しながら、患者のペースで廊下歩行を行っています。理学療法士が隣で付き添い、SpO_2・脈拍数・自覚症状などをチェックします。これらを、異なる酸素流量・設定で繰り返し行って労作時の酸素流量を決定します。

図1 廊下歩行による労作時 SpO_2・脈拍数・自覚症状のチェック

労作時の酸素流量の調整

1. 生活場面における「労作時」とは?

　労作時の酸素流量決定に際しては、医療従事者（医師・看護師・理学療法士など）が患者に付き添い、さまざまな酸素流量で SpO_2 を測定しながら病棟の廊下を歩いてもらうということがよく行われています（**図1**）。SpO_2 が終始90％を維持でき、かつ患者の主観（息苦しさなど）も確認しつつ至適な酸素流量を決定するとよいでしょう。

　加えて、実際の生活場面に見合った設定にすることは大切です。作業療法士と連携して自宅での場面をシミュレーションしながら、家事労働や趣味の活動、そして何より入浴時の SpO_2 を評価することが重要です。

　実際、入浴時とそのほかの労作時の酸素流量を異なる設定にするような患者はそこまで多くありませんが、入浴中にどのような動作をすると SpO_2 が下がりやすいか、どの場面で注意が必要かということを患者に数字で示しながら感じてもらうのはとても大切です（**図2**）[2]。入浴時の動作指導がなされていない患者は SpO_2 が非常に下がるのです。

2. 呼吸同調式レギュレータを用いる場合

　労作時の酸素供給では、連続流か呼吸同調装置（呼吸同調式レギュレータ）を用いるかということも重要となります。

● 78歳男性　COPD

● 3/6　入浴評価
〈O₂：2L 実施（鼻カニュラ）〉
・SpO₂：93〜94％　　PR：78　　RR：22回　　Borg：0.5（安静時）
〈O₂：4L 実施（鼻カニュラ）〉
・SpO₂：92〜94％　　PR：86　　RR：22回　　Borg：0.5（自室からお風呂場）
・SpO₂：86〜94％　　PR：86　　RR：24回　　Borg：0.5（脱衣後）
・SpO₂：83〜94％　　PR：105　　RR：26回　　Borg：3（身体洗う）
・SpO₂：79〜93％　　PR：118　　RR：26回　　Borg：0（髪洗う）
※2分10秒で93％前後になる。身体を洗うときから鼻カニュラは口に咥えている（身体を洗う動作から髪を洗う動作12分くらい）
・SpO₂：85〜93％　　PR：135　　RR：24回　　Borg：4〜5（身体拭く）
　1分くらいでSpO₂：93％前後
・SpO₂：88〜93％　　PR：107　　RR：26回　　Borg：4（着衣後）
・SpO₂：93〜95％　　PR：105　　RR：22回　　Borg：4（帰室）
・SpO₂：95〜96％　　PR：96　　RR：22回　　Borg：3（1分後）
・SpO₂：96％　　　　PR：96　　RR：22回　　Borg：2（2分後）

自分流のスタイルで行っている。また、身体の泡を流すときには立ったり座ったりする動作を何回か行っていた。
本人より「お風呂は、どうしても早く終わらせたいという気持ちが強くなる」とのこと。

> どの場面でSpO₂が低下しやすいかなどが詳細に測定・記載されています。

図2　入浴時SpO₂測定の記録（当院作業療法士によるカルテ記録より）
PR：脈拍（回/min）、RR：呼吸数（回/min）、Borg：修正ボルグスケール

　通常、据え置き型の酸素濃縮装置での酸素供給はスイッチさえ入れたら酸素は連続流、すなわち「流しっぱなし」になります。酸素濃縮装置では問題ありませんが、酸素ボンベの場合は流しっぱなしではすぐに空になってしまいます。そこで酸素供給量をなるべく節約できるように、患者が息を吸ったときだけ酸素を送り込む呼吸同調式レギュレータが登場しました。

　ただ、この装置には弱点もあり、患者の吸気を感知してから酸素を送り出し、また一定時間しか送らないので、患者によっては吸気を完全にカバーできないことがあります。患者の吸気努力が弱ければ、そもそも感知すらしないこともあります。したがって、連続流での流量設定をそのまま呼吸同調式レギュレータに当てはめると、SpO₂が下がってしまう患者もいるので注意が必要です。

　近年、この欠点を補うべく、吸気努力を感知する性能をアップさせた高感度タイプの呼吸同調式レギュレータも使用されています。感度が良すぎると体動や機械の揺れなどでも反応して吸気努力に関係なく酸素が送られてしまうという弱点もありますが、患者によっては良い結果が出ていることもあり、有効な手段の一つとして考慮されるべきでしょう（図3）[3]。高感度タイプでもうまくいかない場合は呼吸同調式レギュレータの使用を諦めて連続流で処方することもあります。

上面（操作・表示部）　　裏面（通常タイプ）　　裏面（高感度タイプ）

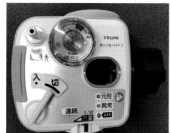 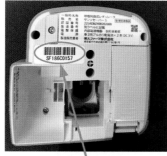 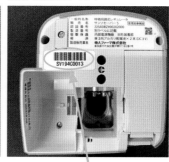

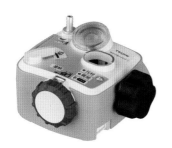

「SF」＝通常タイプ

「SV」＝高感度タイプ

通常タイプと高感度タイプの外観はパッと見ただけではほとんど区別
はつきませんが、裏面バーコード下に記載されている型番のアルファベ
ットを確認するとわかります。

（画像提供／帝人ファーマ）

図3　呼吸同調式レギュレータのタイプ（サンソセーバー®5）

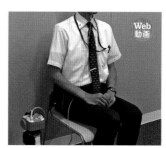

当院では、吸気努力の弱い患者の労作時の酸素流量を決
定する際、連続流と合わせて、呼吸同調式レギュレータは
通常タイプと高感度タイプの両方を試しています（**図4**）。

動画　通常タイプと高感度タイプ

睡眠時の酸素流量の調整

　夜間睡眠中は健常人でも呼吸状態が変化します。その機序はさまざまですが、平たく言えば
「体が寝てしまっているから呼吸もサボりがち」になるのです[4]。呼吸不全の患者ではさらに
この影響を受けやすくなるとされており、睡眠中は低酸素血症が悪化する傾向があります。

　睡眠時の酸素流量は基本的には安静時と同じで、夜間低酸素があれば0.5〜1L上げる方針で
処方されていることが多いようですが、ここではもう少し深く調整方法を検討してみましょう。

1. 夜間睡眠時のモニタリング

　まず外せないのは、メモリー機能付きパルスオキシメーターによる夜間SpO_2測定です。

　安静時と同じ、安静時＋0.5L、安静時＋1Lなど、異なる条件下でそれぞれ夜間SpO_2を測

● 86歳男性　間質性肺炎

●同調器での歩行評価
病室〜食堂まで約13m　歩行間に5分間の休憩

〈通常タイプの同調器〉
SpO₂：96 → 88%　PR：84 → 91　呼吸困難感：1　Borg：2

〈高感度タイプの同調器〉
SpO₂：97 → 91%　PR：84 → 87　呼吸困難感：3　Borg：2

〈連続流〉
SpO₂：96 → 95%　PR：85 → 90　呼吸困難感：1　Borg：1

> この患者は吸気努力が弱く、呼吸同調式レギュレータは通常タイプよりも高感度タイプの方がSpO₂の下がり具合が少ないことがわかります。

● 71歳女性　間質性肺炎

●携帯用酸素での歩行評価
鼻カニュラ4L　2輪カート　屋内平地150m
開始時　SpO₂：98%　PR：86

〈連続流〉
SpO₂：96%（休憩時最低値95%）　PR：102　RR：28　Borg：0.5

〈通常タイプの同調器〉
SpO₂：92%（休憩時最低値92%）　PR：104　RR：32　Borg：1

〈高感度タイプの同調器〉
SpO₂：90%（休憩時最低値90%）　PR：110　RR：32　Borg：1
　患者の主観的感覚として、吸気時の同調感は通常タイプ＞高感度タイプとのこと。

> 呼吸同調式レギュレータでのSpO₂低下は通常タイプ・高感度タイプ共にあまり変わらず、本人の感覚はむしろ通常タイプの方が良いとのことで、この患者には通常タイプの処方としました。

図4　歩行時SpO₂測定の記録（当院理学療法士によるカルテ記録より）
PR：脈拍（回/min）、RR：呼吸数（回/min）、Borg：修正ボルグスケール

定し、最適な設定を模索します。一般に全測定時間のうち、SpO₂が90%未満となる時間が30分を超えない設定が望ましいとされますが、実際のところ、もう少し高めの設定の方が楽だったと話す患者は多く見られます。患者の感触が良く、高CO₂血症のリスクがないようであれば、少し高めの酸素設定は許容されるので柔軟に対応しましょう。

また、可能な施設では経皮的二酸化炭素分圧（PtcCO₂）も複数回モニタリングを行い、CO₂がなるべく貯留しない設定を選択することも大切です（2021年9月現在、PtcCO₂の測定は保険算定上、1回の入院につき2回までと上限が定められているので注意が必要です）[5]。

また、CO₂貯留が年次にわたって進行する症例や、夜間高CO₂が目立つ症例においてはNPPV（非侵襲的陽圧換気）の導入を積極的に検討します[6]。ちなみに夜間低酸素が目立つ症例の中には睡眠時無呼吸症候群を合併していることもしばしばあるので、可能であれば睡眠ポリグラフ検査（PSG）も考慮しましょう。

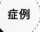
2. COPD 増悪で酸素流量を再検討した例

以下に、COPD 患者の症例を示します。

症例

Aさん　78歳男性　COPD（HOT 導入済み）

　COPD 増悪により入院中。病状が落ち着いた段階で、酸素流量再検討のため夜間 SpO_2 と夜間 $PtcCO_2$ を測定しました（図5）。
- 夜間 SpO_2：1L/min < 2L/min < 3L/min であり、1L/min では 2・3L/min と比べて明らかに SpO_2 が下がっていました。
- 夜間 $PtcCO_2$：2L/min より 3L/min の方が高値でした。

　Aさんの感触は「1L/min はしんどい、2L/min と 3L/min は大差ない」とのことで、今回は酸素 2L/min に設定し退院としました。CO_2 が高値だったため、主治医の本音を言えばもう少し低い酸素流量としたかったですが、Aさんとよく話し合い、慎重に外来で CO_2 をフォローして必要であればすぐに NPPV を導入する約束としました（実際、約3カ月後に NPPV 導入となりました）。

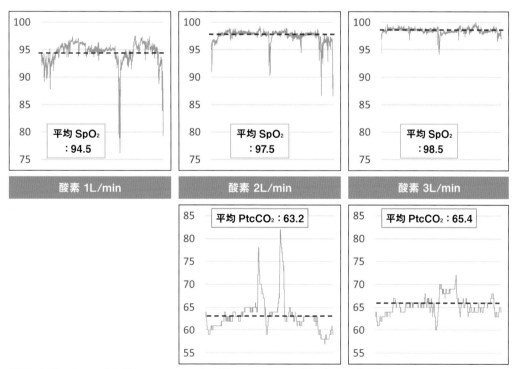

図5 夜間の SpO_2（上段）と $PtcCO_2$（下段）のモニタリング波形（78歳男性、COPD）

おわりに

　以上、HOTにおける酸素流量決定に関する理論的な背景について概説しました。酸素療法は呼吸不全患者にとって大きな福音です。ただし使い方によってはその福音は大きくも小さくもなります。

　処方に関する原則や理想はもちろん大切ですが、何よりも患者が自宅で実際にHOTを使っている場面を現実感をもって想像し、その上でこれから患者がHOTとどのように付き合っていくかを、患者本人や家族と一緒にしっかり考えていくことが最も重要であることを最後に付け加えたいと思います。

引用・参考文献
1）　郷間厳編著. 在宅酸素療法をイチから学ぶ本. 東京, 日本医事新報社, 2018, 408p.
2）　塚本陽子ほか. 慢性呼吸器疾患患者における入浴動作中の経皮的動脈血酸素飽和度の変動. 日呼ケアリハ学誌. 28 (2), 2019, 324-9.
3）　高木康仁ほか. シンポジウム8：慢性呼吸不全患者に対するNPPV、HFNC、呼吸同調レギュレータ使用下における運動療法の経験. 日呼ケアリハ学誌. 30 (suppl), 2021, 110s-2.
4）　Littner, MR. et al. Determinants of oxygen desaturation in the course of ventilation during sleep in chronic obstructive pulmonary disease. Am Rev Respir Dis. 122 (6), 1980, 849-57.
5）　福家聡. コーヒーブレイクセミナーV：一般病棟でこそ使ってみよう！経皮的CO_2モニタリング装置（TOSCA®）. 日呼ケアリハ学誌. 26 (3), 2017, 469-74.
6）　日本呼吸ケア・リハビリテーション学会 酸素療法マニュアル作成委員会ほか編. 酸素療法マニュアル（酸素療法ガイドライン 改訂版）. 東京, 日本呼吸ケア・リハビリテーション学会, 日本呼吸器学会, 2017, 144p.

5 HOT の在宅管理 ～NPPV と TPPV との比較～

医療法人社団愛友会 いきいきクリニック　院長　｜　**武知由佳子**　｜　Takechi Yukako

Introduction

慢性呼吸不全患者は何ゆえ SpO_2 が低下するのでしょうか？　その理由として、①肺の内部障害（ガス交換障害）、② 呼吸運動の不全（換気障害）、③ 循環の不全（肺高血圧、シャント、心不全、肺血栓塞栓症など）が挙げられます。本稿では在宅での酸素導入における注意点、酸素付加による弊害について解説します。

日中の SpO_2 低下は呼吸不全最終像？

　慢性閉塞性肺疾患（COPD）、間質性肺炎、気管支拡張症などの呼吸器疾患は、前述した①肺の内部障害により、呼吸不全を呈します。しかし、罹病期間や重症度により②呼吸運動の不全や、③循環の不全も呈します。ALS や筋ジストロフィーなどの神経筋疾患では②から始まり、経過の中で①、③を呈する人がいます。

　特に②は、日中よりも睡眠時の呼吸に影響が出ます。睡眠中は上気道構成筋の緊張低下や上気道粘膜のうっ血によって咽頭腔の抵抗とコンプライアンスが増大し、換気量低下が起こります。慢性呼吸不全患者はこうした上気道の抵抗増大に対する呼吸筋の代償機序が不完全であり、特に REM 睡眠期は横隔膜の活動が増大する一方で肋間筋活動は著しく減弱します[1]。REM 睡眠期は、 **図1** [2, 3] のごとく、上気道抵抗が上がり、呼吸筋の活動性が低下し、CO_2 上昇と酸素化の悪化に対する換気応答が鈍くなります。健常人でも低換気を呈し[4]、SpO_2 の低下をきたします。しかし、慢性呼吸不全患者は睡眠時の低換気による SpO_2 低下が健常人以上に大きく現れますので、特に神経・筋疾患では、日中の SpO_2 低下が出現する前に気付くようにしたいものです。夜間の SpO_2 モニタリングや簡易睡眠検査を行い、夜間の低換気と SpO_2 低下に早期に気付いて介入し、②呼吸運動の不全や、③循環の不全の併発を防ぎましょう。

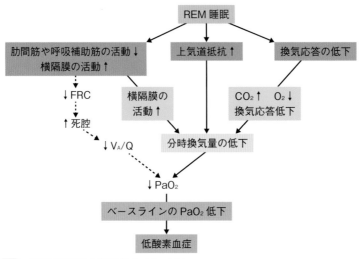

図1　REM 睡眠期の低換気のメカニズム
FRC：機能的残気量、V_A/Q：換気血流比

夜間の SpO_2 低下があれば酸素導入でよい？

1. 神経・筋疾患

　少なくとも神経・筋疾患では、夜間の SpO_2 低下に HOT 導入は禁忌です。低下の要因は前述の②呼吸運動の不全ですから、換気補助が最も生理的であり、非侵襲的陽圧換気療法（NPPV）で換気が改善すれば酸素化も改善し、HOT 導入は不要です。夜間の SpO_2 低下があれば、睡眠時 NPPV 導入のタイミングなのです。タイムリーに行われなければ、呼吸仕事量は増し、消費エネルギーが栄養摂取量に見合わず、全身の筋力低下に影響を及ぼします。特に ALS では、あたかも急激に病気が進行しているように見えますが、NPPV を導入すれば、呼吸機能も改善し[5]、これに併せて胃瘻造設も行えば、体重減少や筋力低下が抑えられ、進行も緩やかになるでしょう。しかし、NPPV は呼吸筋休息のための至適設定が必要です。不十分な設定では酸素化の改善が悪く、酸素投与が必要になる場合もあります。そして酸素のみを導入すれば、CO_2 ナルコーシスを招くでしょう。

　また、人工呼吸器装着中の SpO_2 低下にはアセスメントが必要です。十分な換気ができているか、人工呼吸器の設定を見直す必要があります。さらに、無気肺などがないか確認し、気道や肺胞を開くために PEEP を高めに設定したり、深呼吸モードを加えたり、排痰補助装置の導入や最大強制吸気（maximum insufflation capacity；MIC）を行うようにします。

　では、単に酸素を付加した場合、どんな弊害が起こったかを症例でご紹介します。

筋強直性ジストロフィーの11歳男児：夜間のみ TPPV を装着

　TPPV 装着中は夜間 SpO₂ が低下するため、医師は酸素を付加するように指示しました。経皮 CO_2 モニタリングを行うと、酸素付加すれば SpO₂ 低下はなくなりますが、PtcCO₂ が上昇し、最高 65mmHg まで達しています。脈拍も徐々に上昇し、100 回 /min を超えています（図2）。

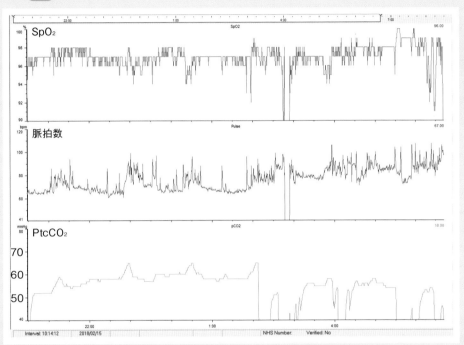

図2　睡眠時経皮 CO_2 モニター

装着後 PtcCO₂ は徐々に貯留し、65mmHg まで貯留しています。酸素を付加しているため、SpO₂ 低下はありません。また PtcCO₂ 貯留により、脈拍も徐々に増え、100 回 /min を超えることもあります。

　TPPV のログデータ（図3、4）を解析すると、入眠したとたんに換気量が極端に減り、同時に呼気フローが消失しています。フィリップス社特有の波形で、吸気フローは描かれますが、呼気フローがまったく消失しています。これは閉塞性無呼吸を意味します。

　気管切開しているのに、なぜ閉塞しているのでしょうか？ この男児は成長に合わせて気管カニューレのサイズを変えておらず、体格に比べて径は細く、カフもありませんでした。日中は強い吸気努力のおかげで換気はできていましたが、入眠すると呼吸筋の活動性が低下し、胸郭が硬くなり、日中ほどの吸気努力は消失し、低換気が生じて SpO₂ 低下が起こります。低酸素が呼吸中枢を刺激し、換気ドライブがかかり、人工呼吸器の送気も加わり、換気はできていました。SpO₂ 低下があるからこそ低酸素に対する換気応答で換気が保てていたのです。

　しかし、酸素を付加したことによって、それが機能しなくなってしまいました。細すぎる気管カニューレ、かつ REM 期の胸郭の硬化で抵抗が増大し、そこへ酸素付加による低酸素換気

ドライブの消失も重なり、現在の人工呼吸器の設定では換気されず、カフもないためリークしていました。酸素付加が引き起こす弊害の怖さがわかります。

　低換気による SpO_2 低下には、酸素付加ではなく、十分な換気補助、人工呼吸器の設定の見直し、気管カニューレは成長と共に体格に合ったサイズに変更することの重要性がわかる症例です。

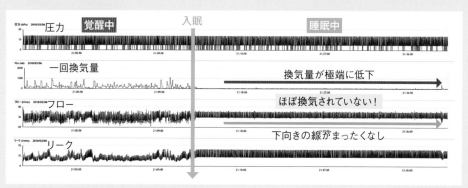

図3　トリロジーO₂plus のログデータ（弱拡大）
覚醒していて、吸気努力があるときは、換気量も保たれています。しかし、寝入る（⬇）と、換気量が極端に低下（➡）し、フローの下向き波形（➡）が消失しています。
設定はモード PC-SIMV、吸気圧 14、PEEP 5、呼吸回数 15、吸気時間 0.8、トリガーAuto-Trak、Rise time 2

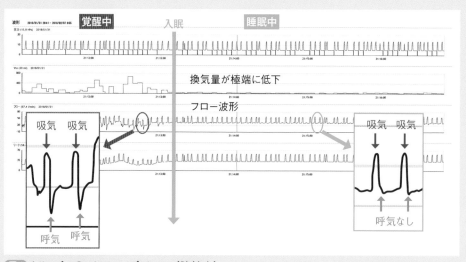

図4　トリロジーO₂plus のログデータ（強拡大）
トリロジー特有のログデータですが、フローの下向き波形が消失しているのは、閉塞性無呼吸を示しています。

2. 呼吸器疾患

夜間の SpO_2 低下があれば、以前は何の迷いもなく夜間に酸素を導入していました。しかし、最近の報告では、安易に夜間に酸素投与を行うと、一見低酸素血症は改善されますが、$PaCO_2$ が増加すること、**頻脈**などを伴うことが明らかになってきています。また、わが国でも北島らが、REM 期の低換気のための間欠的な $PtcCO_2$ の上昇のある群は、ない群に比べ肺動脈圧が高く、急性増悪の回数も多いと報告しています[2, 6]。Fletcher らは REM 睡眠中心に低酸素血症を伴う患者は予後不良で、酸素投与によって予後が改善しないことを報告しています[7]。よって、REM 睡眠時に低換気を伴う呼吸不全患者に対して夜間の酸素投与を行う場合は慎重に行う必要があります。呼吸器疾患であっても、酸素投与でなく、NPPV の導入がふさわしい場合もあることを念頭に置きましょう。

人工呼吸器に酸素を付加する場合

呼吸器疾患で内部障害が重度な症例や、神経・筋疾患でも換気量、PEEP いずれも十分で、排痰補助装置などで排痰を行ったにもかかわらず酸素化が不十分であれば、酸素を付加します。在宅 NPPV 下で高濃度酸素が必要な場合には、開放回路では十分な設定でバックアップ換気になった場合、吸気流量 30〜50L/min、自発吸気トリガー換気となれば 75〜100L/min、呼気ポートからの吸気時のリークも 20〜40L/min、ここに酸素 14L/min を流すより、呼気弁付きの閉鎖回路で行った方が、リークがない分、酸素濃度を上げることができます。7L の酸素濃縮装置を 2 台とも同じ流量で流し、Y 字管でつなぎ、器械の酸素コネクターに装着、または 1 台は器械の酸素コネクターに、もう 1 台をマスクの酸素ポートにつなげる方法もあります。ただし、これらの方法はメーカー資料には記載されていないため、実施する場合は熟練スタッフと共に行ってください。

COVID-19 肺炎による呼吸不全に対する呼吸ケア：酸素は有限！

現在、新型コロナウイルス感染症（COVID-19）による肺炎に対し、病院では高流量鼻カニュラ酸素療法（high flow nasal cannula oxygen therapy；HFNC）が行われていますが、インドの情勢に鑑みると、酸素は無限ではなく、日本中で何人もの患者が HFNC で高流量酸素 60〜80L/min を長時間使ってしまえば、インドと同様のことが起こるかもしれません。

上述のごとく、閉鎖回路の NPPV ではリークがない分、酸素を節約することができます。医療崩壊下で、入院できない COVID-19 肺炎に対しては、在宅で HOT 導入やデカドロンの内

服を行い、酸素化不良の際には、さらに PEEP を付加する必要があります。

　以上のように、開放回路の NPPV や HFNC よりも、閉鎖回路の NPPV の方が酸素濃度を上げることができ、リークのないノンベントマスクに、リークのない閉鎖回路の呼気弁の前にバクテリアフィルターを置くことで、家庭内感染のリスクをなるべく軽減するように工夫します。

新しいデバイス：お尻から酸素を投与する⁉

　泥沼に棲むドジョウは、エラ呼吸、皮膚呼吸だけでなく、低酸素環境下で腸呼吸を行うことが知られていますが、哺乳類でもドジョウのような腸呼吸が可能であることがわかりました[8]。経肛門腸換気法（enteral ventilation via anus；EVA）は、①純酸素ガスを腸粘膜剝離処理した腸管内投与、②酸素が豊富に溶けたパーフルオロカーボン（PFC）を浣腸投与と 2 つの方法があります。9.5％の低酸素曝露下のマウスの腸管内へ純酸素を投与すると、酸素化・生存率が有位に改善しました。また酸素を豊富に含む PFC 経腸投与では、同様に酸素化の大幅な改善が見られ、また、酸素節約のため不活動になるマウスが活発に動くなど行動変容も見られました。面白いことに、下大静脈の PCO_2 も低下していました。肝臓、脾臓、腸管などの重篤な合併症も認められませんでした。EVA におけるガス交換のメカニズムのさらなる解明が待たれます。

　これは新しい換気システムになるのでしょうか？ とても興味深い報告であり、書き留めておきます。

引用・参考文献
1）市岡正彦. 呼吸器と睡眠異常. 日薬理誌. 129, 2007, 432-5.
2）福井基成ほか. 呼吸ケアにおけるモニタリング. 日本呼吸ケア・リハビリテーション学会誌. 29 (3), 2021, 369-76.
3）Marrone, O. et al. Respiratory disorders during sleep in chronic obstructive pulmonary disease. Int J Chron Obstruct Pulmon Dis. 1 (4), 2006, 363-72.
4）Stradling, JR. et al. Changes in ventilation and its components in normal subjects during sleep. Thorax. 40 (5), 1985, 364-70.
5）Panchabhai, TS. et al. Pattern of lung function decline in patients with amyotrophic lateral sclerosis: implications for timing of noninvasive ventilation. ERJ Open Res. 5 (3), 2019, 00044-2019.
6）Kitajima, T. et al. Clinical impact of episodic nocturnal hypercapnia and its treatment with NPPV in patients with stable advanced COPD. Int J Chron Obstruct Pulmon Dis. 13, 2018, 843-53.
7）Fletcher, EC. et al. Survival in COPD patients with a daytime PaO2 greater than 60 mm Hg with and without nocturnal oxyhemoglobin desaturation. Chest. 101 (3), 1992, 649-55.
8）Okabe, R. et al. Mammalian enteral ventilation ameliorates respiratory failure. Med. 2 (6), 2021, 773-83.

3章

HOT患者の
在宅療養がわかる
（導入／外来／訪問）

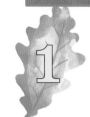

1 HOT 導入の進め方

大阪はびきの医療センター HCU
主任／慢性呼吸器疾患看護認定看護師 | 鬼塚真紀子 | Onizuka Makiko

Introduction

在宅酸素療法（home oxygen therapy；HOT）の導入で多くの患者は呼吸困難が軽減され、ADL が拡大します。しかし一方で、鼻カニュラや携帯用酸素ボンベ使用に伴う体裁の悪さおよび煩わしさ、HOT 導入となることへの衝撃や不安、今までの生活の継続や役割遂行ができなくなるという喪失感など、さまざまな理由で HOT に対して否定的な感情・思いを抱いている患者も少なくありません。HOT 導入時には、このような患者の心情を医療者が理解し、精神的支援を行いつつ、患者が HOT の知識・技術を習得し、HOT を取り入れた新たな生活を構築できるように支援していくことが大切です。ここでは、HOT 導入の手順と具体的なケアを解説します。

HOT 導入の手順

1. 患者を知る

HOT 導入時は、患者がどのような人で、どのような生活を送るのか、換気障害の型、拡散障害の程度、呼吸不全が Ⅰ 型なのか Ⅱ 型なのか、HOT をどのように捉えているかなどの情報（図1）を細やかに確認することで、個々に合った患者教育・酸素流量の調整が可能となります。

HOT に対して否定的な感情・思いが強い場合は指導をすぐには進めず、まずはその思いをしっかりと表出してもらいます。その上で患者の感情・思いに共感を示しながら、その感情・思いの原因を確認し、必要な情報を提供したり、否定的な感情・思いを和らげるケアを行います。外見上の理由で HOT を拒否している患者には、メガネタイプの鼻カニュラ（図2）や、鼻カニュラをマスクで隠す、上着の下にチューブを通すなどの方法を紹介することで患者の引っかかりが解消する場合があります。

生活の場
- □自宅 or 施設 or 病院
- □自宅の間取りと行動範囲（何メートル程度か）
- □階段昇降の有無。ある場合は何段か※アパートの場合はエレベーターの有無も
- □トイレは洋式 or 和式
- □風呂場の環境

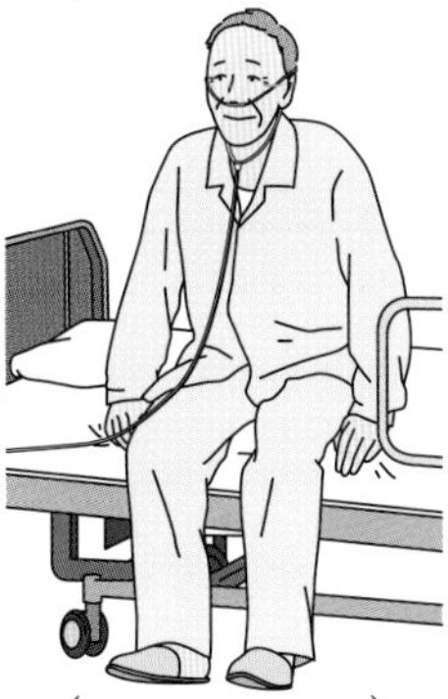

どのような人？
- □どのように生きてきたのか
- □認知機能、意思決定能力はあるか
- □自己管理能力
- □仕事（内容、役職、退職 or 現役）
- □家族構成
- □家庭内においての役割
- □病いをどのように理解し、どのように付き合ってきたのか
- □どのような価値観をもっているのか
- □どのような生活を望んでいるか
- □趣味・生きがい

屋外での活動状況
- □外出はどの程度か（頻度や所要時間）
- □移動手段（公共交通機関 or 自家用車）
- □車の運転をするのか
- □周辺道路の舗装状況
- □坂道・階段の有無

HOT について
- □HOT をどのように捉えているか（肯定的 or 否定的）
- □問題と思われる行動がある場合はその理由（例：HOT を拒否、酸素流量を減量するなど）

ADL の自立度と介護状況
- □衣服の着脱、食事、トイレ、入浴、洗面、歯磨き動作について（一人でできる、一部介助が必要、すべて介助が必要）
- □介護をしてくれる人はいるのか
- □介護者の介護力、理解力

身体的側面
- □呼吸機能検査：各検査データ、換気障害の型（閉塞性、拘束性、混合性）、肺拡散能 (%DL$_{CO}$)
- □動脈血ガス分析：呼吸不全がⅠ型 or Ⅱ型
- □呼吸状態と身体所見、バイタルサイン　など

図1 HOT 導入時に必要な情報

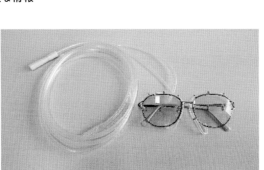

図2 メガネタイプの鼻カニュラ

2. 病態と HOT 導入の目的を説明する

1）病態の説明

　患者教育用の冊子や呼吸機能検査、動脈血ガス分析、パルスオキシメーターの SpO$_2$ や脈拍の値を示しながら、低酸素血症を引き起こしている身体であることを説明します。そして、低

酸素血症を放置すると身体にどのような影響があるのか（全身の臓器機能の低下、肺高血圧症や心不全の進行、運動耐容能の低下など）についても説明します。患者と家族が理解し納得できるよう、認知能力や反応を踏まえて伝えることが大切です。

2）HOT導入の目的の説明

　HOT導入の目的には呼吸困難の軽減、運動耐容能の改善、QOLの向上、生命予後の改善などがあり、HOTは患者が望む生活を続けるためのすばらしい資源であることを丁寧に説明します。また、酸素吸入下では脈拍とSpO2の値が安定することを視覚的に提示して、効果を実感してもらい、患者が自己の病態とHOT導入の目的を関連づけて捉えられるように支援します。

3. 必要な酸素流量を見極める

　退院後の生活を見据え、患者を含めたチーム間でモニタリングを実施し、その人の生活に合った酸素流量を決定していきます。主に歩行、食事、洗面、排泄、入浴、更衣などの日常生活動作の場面でSpO2と脈拍のモニタリングを行います。同時に呼吸状態と動作要領を観察し、至適な酸素流量の設定と効率の良い動作要領の獲得に向けた指導を行います（→動作要領、入浴見極めはp.165参照）。

　通常、労作時の酸素流量は安静時の1.5～2倍に設定することが多いですが、肺拡散能障害（%DL$_{CO}$ < 80%）をきたしている患者は、労作時に著明な低酸素血症に陥りやすく、安静時の2倍以上の酸素流量が必要なケースも少なくありません。そのため、酸素流量を見極める作業の前には、換気障害の型や肺拡散能障害の程度などを確認しておくことが大切です。

4. 処方酸素流量を守ることの必要性を説明する

　処方酸素流量が決定したら、具体的な設定内容を書面で渡すとともに、処方酸素流量を守ることの必要性について説明をします。特にⅡ型呼吸不全の患者の場合は、不必要な酸素吸入はCO2ナルコーシスを引き起こすリスクがあるため、処方酸素流量を守ることの重要性をしっかりと伝えましょう。

5. 機器の種類を説明し、患者に合ったタイプを患者・家族と検討する

　在宅で使用する酸素供給装置は、酸素濃縮装置と液化酸素システムに大別されます。それぞれのメリット、デメリットを踏まえつつ、患者の酸素流量、ライフスタイル、理解力や自己管理能力（液化酸素の場合は充填作業が必要）、住環境、経済面、家族支援の状況などを考慮し、患者や家族と共にどの機器を選択するかを検討します。

　移動時に使う携帯用酸素ボンベは、呼吸同調装置を取り付けて使用するのが一般的ですが、

表1 酸素供給装置と携帯用酸素ボンベの説明項目

酸素供給装置	使用方法 取り扱い上の注意点とフィルターや加湿器などの手入れの方法
携帯用酸素ボンベ	使用方法 ボンベの使用時間の目安とボンベ残量の確認方法 ・圧力計の単位が「MPa」の場合 　使用可能時間（分）＝ボンベ内容積（L）×圧力計の値× 10 × 0.8（安全係数）÷酸素流量 ・圧力計の単位が「kgf/cm²」の場合 　使用可能時間（分）＝ボンベ内容積（L）×圧力計の値× 0.8（安全係数）÷酸素流量 ボンベの交換方法
呼吸同調装置	電池交換のタイミングと交換方法 ※予備の電池は外出時に携帯しておくこと
液体酸素	使用方法、親器から子器への充填方法
その他	アラームやトラブル時の対応

鼻からの吸気がうまくできない場合や、呼吸状態が悪い患者では連続吸入が望ましい場合があるため、患者の呼吸状態を確認しながら装置を使用するかどうか検討します。また、持ち運びの方法は患者の望む生活・安全面を考慮し、2輪もしくは4輪のカートタイプ、またはショルダーバッグ・リュックタイプを検討します。ボンベのサイズに関しては、退院後の外出時間や活動状況、重さなどを考慮して選択します。

6. 機器の管理・操作方法を説明し、手技が獲得できるまで支援する

酸素供給装置や携帯用酸素ボンベの管理・操作方法（**表1**）を説明し、患者・家族が自信を持って使用できるようになるまで練習をしてもらいます。特に高齢者の場合は、段階的に説明を進め、手技ができたときには称賛・承認していくことで自己効力感が高まるよう支援していくことが大切です。

7. 在宅の環境を確認し、必要時は環境調整を促す

患者もしくは家族に自宅の間取り図を書いてもらい、寝室・リビング・ダイニング・トイレ・風呂場など患者の生活における動線を確認します。次に、どの位置に酸素供給装置を設置すると生活しやすいか、酸素の延長チューブやリモコンが届くかなどを患者と家族と共に検討し、設置場所を決定します。

生活の場が1階と2階に分かれている場合は、1階での生活に変更が可能かを提案します。特に高流量の酸素吸入が必要な患者の場合は、部屋の移動や調整、ポータブルトイレの設置、休憩場所や洗面・脱衣所、風呂場への椅子の設置など、必要な調整を早急に検討し、家族に依頼します。また、間取り図を見ながら、自宅内での患者の活動範囲が何メートルなのかを確認

し、患者の呼吸状態に見合ったインターフェイス、酸素流量、動き方・休憩のタイミングなどを説明します。これらの作業によって、患者や家族がHOT導入後の生活をイメージしやすくなります。

8. 社会資源について情報提供し、必要なサービスを調整する

HOT患者が活用できる社会資源としては、介護保険、医療保険、身体障害者福祉法などがあります。これらを有効に活用することで経済的負担や介護負担を軽減し、安心して在宅療養へ移行できるように情報を提供します。その上で患者や家族のHOTを管理していく能力や不安要素などを踏まえ、必要に応じて訪問看護・往診・介護体制を整えます（→介護保険申請の流れと障害福祉サービスはp.169参照）。

9. 機器のトラブル、停電・災害時の対応を説明する

トラブルシューティングは、p.102を参照してください。

10. 患者のセルフマネジメント能力が高まるよう支援する

患者の病態とセルフマネジメント能力を踏まえながら、日々の観察項目（体温、SpO_2、脈拍、体重、咳・痰の状況など）や増悪時の観察項目、増悪の徴候が現れた際の対処方法や受診のタイミングなどを具体的に説明します。療養日誌につけることが可能な患者には日誌の記載を勧めましょう。自己の身体の変化に早く気づくことができ、早期対処が可能となります。

退院後は外来受診や訪問看護の際に、身体状況（日誌がある場合は内容の共有）とセルフマネジメントの状況、HOTの使用状況、不具合が生じていないかなどの確認を行います。順調に管理できている場合は称賛・承認し、管理に問題や不具合が生じている場合は対処方法を共に検討します。このような支援を、病棟・外来・地域のスタッフ間で連携しながら継続していくことが、患者のセルフマネジメント能力向上につながります。

引用・参考文献
1) 日本呼吸器学会NPPVガイドライン作成委員会 編. NPPV（非侵襲的陽圧換気療法）ガイドライン. 改訂第2版. 東京, 日本呼吸器学会, 2015, 110-3.
2) 石原英樹ほか. 在宅酸素療法ケアマニュアル：病棟・外来・訪問HOTスタッフ必携. 大阪, メディカ出版, 2012, 98-113.

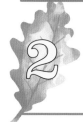

日常生活動作（ADL）の評価・指導と環境面の工夫

大阪はびきの医療センター リハビリテーション科
作業療法士 | 中川勇希 | Nakagawa Yuki

Introduction

呼吸器疾患症例では低酸素血症や息切れ（呼吸困難）により、日常生活動作（ADL）の範囲の狭小化を招き、身体機能の低下・失調（ディコンディショニング）などから呼吸機能がさらに低下するといった悪循環に陥ることが問題視されています。本項では作業療法士の視点から、HOT 患者に対する ADL 指導と環境面の工夫について解説すると共に、HOT 導入となった COPD 患者の事例も交えて紹介します。

ADL の評価と指導

1. 低酸素血症と息切れの評価における留意点

　低酸素血症や呼吸困難感は、呼吸器疾患症例の予後を規定する重要な評価項目です。個々の症例に応じた動作方法や、患者の生活環境を踏まえて ADL 評価のポイントを絞っていきます。低酸素血症については、ADL における SpO_2 モニタリングは、『呼吸リハビリテーションに関するステートメント』においても「行うことが望ましい評価」とされています[1]。SpO_2 以外にも、バイタルサインや呼吸様式、呼吸努力、動作方法などについても観察していきましょう。

　ADL 評価における注意点は、呼吸困難感と低酸素血症の症状が必ずしも一致するわけではないことです。呼吸困難感がなくても低酸素血症をきたす症例、呼吸困難感があっても低酸素血症をきたさない症例も多く存在します。息切れの評価法には、間接的評価と直接的評価があります。間接的評価法には**修正 MRC 息切れスケール**（modified medical research council；mMRC）、**BDI**（baseline dyspnea index）、**OCD**（oxygen cost diagram）、直接的評価法には**修正 Borg スケール**や **VAS**（Visual Analogue Scale）などがあります。

表1 METs の例

METs	活動
1	安静臥床
1.5	着替え
1.5～2.0	車の運転
2.0～3.0 4.5～5.0	歩く：時速 3km 時速 5km
3.2	掃除機をかける
3.5	洗濯物を干す
3.6	排便
4.2	シャワーを浴びる
4.5	10～20kg の物を運ぶ

2. ADL の評価

　ADL の評価では、呼吸器疾患における疾患特異的な尺度を利用することが望ましいです。よく用いられる評価として、長崎大学呼吸器日常生活活動評価表（NRADL）、肺気腫患者用ADL 評価表（P-ADL）などがあります[2, 3]。これらと合わせて問診や身体所見についても評価します。

　問診では、呼吸器系の症状や入院前の ADL、家族の介護力や家屋の広さ、構造、寝具などについて聴取します。ほかにも自宅周辺の道路環境や交通手段、呼吸困難のためにできなくなった社会活動についても聴取します。

　身体所見の場合、運動機能（筋力・関節可動域）、体格、呼吸状態（呼吸パターンや胸郭運動、呼吸補助筋の活動性）なども重要な情報です。6 分間歩行試験などの運動負荷試験の結果を用いて運動強度（表1）についても説明すると、ADL 評価や指導の精度の向上につながります。

3. 代謝当量（metabolic equivalents；METs）

　METs は国際的に使用されている運動強度を示す単位です。安静坐位時の酸素消費量を1METs とし、運動や活動がその何倍の強さに当たるかを表したものです（表1）。一般的な身辺動作は 3～4METs といわれています。

　例えば 4METs の動作の場合、バイタルサインの変動や息切れが出現しなければ、そのほかの 4METs 相当の動作でも同程度の身体的変化になると想定されます。低酸素血症や息切れの生じやすい動作や姿勢などについては表2を参照してください。

表2 低酸素血症や息切れを生じやすい動作（文献 5 を参考に作成）

	腕を挙げる動作	腕を使って繰り返す動作	お腹を圧迫する動作	息を止める動作
動作の例	洗濯物干し 頭から被る服を脱ぎ着する 洗髪、高い所の物を取る	掃除機をかける 歯みがき 拭き掃除 ゴシゴシと体を洗う	草むしり 靴下やズボンを履く 足を洗う 掃除機をかける 下にある物を取る	顔を洗う 排便 会話 食事 重い物を持ち上げる
原因	腕を肩より上に挙げると胸の動きが制限されて呼吸がしにくくなる。	繰り返す動作はリズムがついてスピードが速くなりやすく、力も入れ続けているので息苦しくなる。	横隔膜の動きが制限されて呼吸がしにくくなる。	呼吸を止めてしまうため呼吸のリズムが乱れ、息苦しくなる。

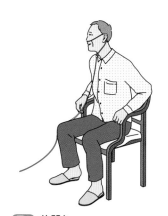

図1 前開きシャツ

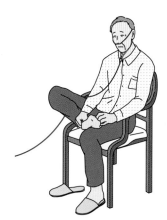

図2 靴下の着脱

4. ADL 指導のポイント

1）更衣

　上衣は**前開きシャツ**の方が動作が楽に行えます（**図1**）。**頭から被る**シャツの場合は、着脱の順番にポイントがあります。着るときは上肢→頭の順、脱ぐときは逆に頭→上肢の順に行うと、負担が少なくなります。鼻カニュラは動作の後に装着し直します。

　靴下を履くときは足を組んで腹部の圧迫を避けます（**図2**）。椅子に座りながら着脱すると負担を軽減できます。

2）入浴

　脱衣所に椅子を設置し、体を拭く場合はバスローブを利用して水分を拭き取るとよいでしょう。冬場には脱衣所、浴室で暖房の使用も検討します。温かい環境や蒸気などで息苦しさを感じる場合は換気します。

　肘掛け・背もたれ付きのシャワーチェアがあると、楽に休憩できます（**図3**）。椅子の座面

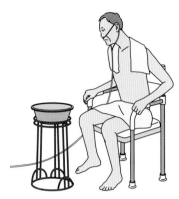

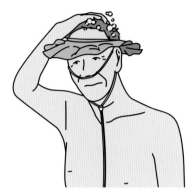

図3　シャワーチェアと洗面器置き台　　　　　図4　洗髪：首を傾けて片側ずつ行う

は浴槽と同じ高さにし、座りながらの跨ぎ動作を誘導します。洗面器置き台も設置し、前かがみ姿勢を避けます。

　洗髪はシャンプーハットを利用します。片手ずつ挙げて、首を少し横に倒して片側ずつ洗います（図4）。洗体は椅子に座り、足を組んで腹部圧迫を避けましょう。疲労感が強い場合は、洗髪や洗体を別の日に行うことも検討します。

環境面の工夫と提案

　家屋の環境整備は、身体機能に応じて安全で自立度の高い生活ができるよう、QOL 向上を目的に行います。呼吸器疾患患者では、酸素機器の配置や休憩スペースの確保、息苦しさの解消のために福祉用具を活用するなど、さまざまな視点が必要です。

　特に認知症のある HOT 患者では、確実に視野に入る場所に酸素機器の操作方法や注意点を記載した用紙を配置したり、メモ書きなどを工夫することで、安全に HOT を使用できる環境を提案します。転倒リスクの高い HOT 患者では、延長チューブが壁に沿うように調整して床の上に障害物のない環境を作るなど、個々の状態を考慮し、オーダーメイドの環境調整を心がけることが重要です。

事例

Ａさん：70代後半男性（COPD、GOLD分類Ⅱ期）

身長170cm、体重50kg、BMI 17.3

80代前半の妻と2人で暮らしている。趣味はウォーキング。

（**病歴**）5年前から入浴で息切れが出現。最近は床の物を拾うだけで息切れを自覚し始めた。外来診察時のSpO$_2$値は89％と低酸素血症を認め、HOT導入に向けた操作方法や注意点の指導と、呼吸や動作の指導および環境調整目的で1週間の入院となった。

（**Ｘ線画像**）気腫陰影、動的肺過膨張

（**呼吸機能**）FVC：3.20L、FEV$_1$（1秒量）：1.64L、FEV$_1$％（1秒率）：51.2％

（**最終設定**）酸素吸入：（鼻カニュラ）安静時1L/min、労作時2L/min

1）環境整備

・前かがみ姿勢後で呼吸補助筋の過活動や低酸素血症が見られたため、入浴環境を整備しました（**表3**）。肘掛け・背もたれ付きのシャワーチェア、洗面器置き台を設置し、前かがみ姿勢をとらなくてもよいようにしました。

・高齢夫婦世帯なので転倒リスクに配慮し、延長チューブが床上に散乱しないよう壁付けに設置しました。

・酸素機器を可能な限り普段の行動範囲（トイレや浴室など）にアクセスしやすい場所に設置しました。

2）指導内容

・呼吸法の指導として、息の吐き残し軽減のために口すぼめ呼吸の指導を行いました。

・脱衣所では休憩用の椅子とバスローブの使用を提案しましたが、バスローブに強い抵抗感を示されました。話し合った結果、ゆっくりと休憩をとりながら、浴室内の湯冷めしにくい温かい環境で体を拭くことになりました。

・退院後の運動継続のために、HOTを使用しながらでも安全にウォーキングができるよう、坂道や階段の少ないコースについて家族とも情報共有をしました。歩行速度は時速2.8km程度で調整できるよう指導しました（**表4**）。

・病態理解を深めていく中で、Ａさん自身からパルスオキシメーターの購入希望があり、導入となりました。SpO$_2$値の目標は医師と相談の上、労作時でも90％以上を維持できるよう指導しました。Ａさん自身が数値の変動を確認し、自覚症状が乏しくても低酸素血症になっていることも理解してもらえました。

表3 入浴環境整備前後のモニタリング値の変化

	指導前		指導後	
	SpO₂	脈拍数	SpO₂	脈拍数
①入浴前	96	78	96	77
②移動	92	101	94	96
③脱衣	⑧⑨	113	⑨③	106
④洗髪	91	111	95	104
⑤洗体	⑧⑧	115	⑨③	109
⑥湯船に浸かる	91	111	96	106
⑦体を拭く	⑧⑨	116	⑨③	102
⑧着衣	90	114	94	106
⑨移動	92	108	95	101
酸素流量	2L/min		2L/min	
呼吸方法	—		口すぼめ呼吸	
動作	—		前かがみ姿勢を減らす	
環境	シャワーチェア（肘掛け・背もたれなし）		シャワーチェア（肘掛け・背もたれありに変更）、洗面器置き台、脱衣所の椅子の設置	
備考	前かがみ姿勢後に呼吸補助筋の過活動、酸素化の低下、脈拍増加が見られた		前かがみ姿勢を少なくするために、浴室内に洗面器置き台を設置し、脱衣所に椅子を設置した	

表4 6分間歩行試験

	指導前（マイペース歩行）		指導後（呼吸・歩行ペース調整あり）
	Room air	酸素流量：2L/min	酸素流量：2L/min
歩行距離（歩行速度）	170m/3分00秒（時速3.4km）	260m/4分40秒（時速3.34km）	280m/6分00秒（時速2.8km）
SpO₂	89 → 85%	96 → 90%	96 → 94%
脈拍数	72 → 116回/min	73 → 114回/min	71 → 106回/min
修正Borgスケール	0 → 5	0 → 4	0 → 2
呼吸数	15 → 33回/min	15 → 30回/min	15 → 24回/min
結果	息切れの増加で中断	息切れの増加で中断	完遂

最後に

　それぞれの症例に対して適切な ADL 指導を行い、環境面を工夫することで HOT 導入後の患者の QOL が向上できるよう取り組む必要があります。また、環境整備の注意点として、本人や家族の思いをよく聞き取り、他職種と連携して建設的に話し合いを進めていくことが大切です。

引用・参考文献
1) 日本呼吸ケア・リハビリテーション学会、日本呼吸理学療法学会、日本呼吸器学会. 呼吸リハビリテーションに関するステートメント. 日本呼吸ケア・リハビリテーション学会誌. 27 (2), 2018, 95-114.
2) 千住秀明. 呼吸不全患者の ADL 能力. 近畿理学療法士学会会誌. 13, 1983, 56-8.
3) 後藤葉子ほか. 在宅肺気腫患者の ADL 障害を詳細に捉えるための新しい在宅 ADL 評価表の開発. 総合リハビリテ - ション. 28 (9), 2000, 863-8.
4) 安藤守秀. "運動負荷検査". 呼吸運動療法の理論と技術. 本間生夫監. 東京, メジカルビュー社, 2003, 95-111.
5) 独立行政法人環境再生保全機構. ぜん息などの情報館. https://www.erca.go.jp/yobou/zensoku/

日常生活動作（ADL）の評価・指導と環境面の工夫 ②

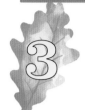

③ 禁煙サポートと栄養指導

大阪はびきの医療センター HCU
慢性呼吸器疾患看護認定看護師 ｜ 渡部妙子 ｜ Watanabe Taeko ｜

Introduction

HOT 患者が安全かつ安心して在宅療養を行うためには、正しく酸素療法を実施するための酸素管理だけでなく、生活においてもさまざまな注意点があります。これらは酸素療法導入前にも共通していることが多く、安定期を長く過ごしていく上で重要です。本項では、禁煙と栄養の 2 点について説明します。

禁煙のサポート

　まずは禁煙です。身体にとっての害を防ぐというだけでなく、安全面においても厳守する必要があります。酸素療法を行う患者の中には、喫煙が原因となる呼吸器疾患に罹患している人が多く、咳嗽や喀痰、息切れなどの症状出現時や増強時に禁煙している方もいます。喫煙はさまざまな疾患と関連があるため、できるだけ早期に禁煙できることが望ましく、禁煙が継続できているかの確認が必要です。

1. 新型タバコの注意点

　最近では**新型タバコ**（加熱式タバコ、電子タバコ）が販売されていますが、普通のタバコ同様に新型タバコにも有害物質が含まれていることに変わりありません。**電子タバコ関連肺障害（EVALI）**の発症報告もあり、日本禁煙学会のホームページでも注意喚起されています。普通のタバコと違うから大丈夫と考えていたり、普通のタバコから新型タバコに変更したことで禁煙できていると認識していたり、新型タバコに対して誤った知識を持つ人も少なくないため、まずは医療者が正しい知識を持ち、患者に適切な情報提供を行うことが必要です。

2. 酸素療法中の喫煙の危険性

　酸素は燃焼を助ける特性があるため、**酸素療法中は火気厳禁**です。HOT 導入を機に禁煙に

取り組む人もいますが、中には家族の目を盗んで喫煙を継続しているケースも耳にします。厚生労働省のホームページでは、実際に酸素療法中に火災が発生し、死亡や重傷に至るケースが報告されており、喫煙がその一因になっていることもあります。酸素療法中の患者の喫煙は周囲を危険にさらすことがあるということを患者自身に十分に理解してもらう必要があります。

3. 入院中の「5A アプローチ」

入院中に HOT 導入となる場合、入院という環境によってその間は禁煙を余儀なくされることから、継続した禁煙へ移行できる可能性が出てきます。退院後に喫煙を再開することがないように、家族や周囲の協力が得られるように調整します。しかし、実際には HOT 導入自体が生活に大きく影響するため、今後の生活に対して困惑している患者がほとんどです。そのような状況になる前から禁煙に対するアプローチが必要です。その方法として「5A アプローチ」が推奨されています。

喫煙しているかどうか患者に確認する（ask）、禁煙の必要性をアドバイスする（advise）、禁煙の希望の有無について尋ねる（assess）、禁煙希望があれば禁煙支援を開始する（assist）、フォローアップの計画を立てる（arrange）という流れです。HOT 導入に至る前にこのような関わりができていれば、患者自身も余裕をもって禁煙に取り組めると考えられます。禁煙が家族や周囲のサポートだけでは困難な場合には、無理をせずに禁煙外来を活用することも一つの方法です。

4. 禁煙外来

禁煙外来では、生活状況などを問診で把握し、パンフレットなどを活用しながら適切に薬を使用して禁煙できるようサポートします（**図1**）。呼気の一酸化炭素濃度の測定や禁煙への取り組み状況を確認しながら自己効力感に着目したアプローチを行いつつ、終了まで支援します。

禁煙指導では患者の禁煙への関心度を把握することが必要です。行動変容モデルに基づき、無関心期、関心期、準備期、実行期、維持期の5つのステージのどこに患者が該当するか確認します。ステージによって介入方法が異なります。また、順調にステージが進んでいても逆戻りする可能性もあるため、患者とのパートナーシップを形成できるように努めながら、患者の禁煙に対する思いを傾聴します。ニーズに合わせた情報提供を行い、実践できていることを称賛し、ポジティブに捉えられるように支援することが重要です。

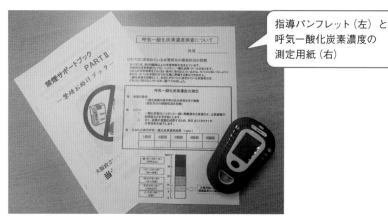

指導パンフレット（左）と呼気一酸化炭素濃度の測定用紙（右）

図1 当院の禁煙外来で使用しているサポートグッズ

栄養指導

1. サルコペニアとフレイル

　HOT患者の生活においては栄養管理も大変重要です。高齢化に伴い、サルコペニアとフレイルが学会やガイドラインなどでも取り上げられるようになりました。サルコペニアとは筋量と筋力の進行性かつ全身性の減少に特徴づけられる症候群で、身体機能障害、QOL低下、死のリスクを伴うものと定義され、フレイルは高齢者において筋力や活動性が低下している虚弱の状態を指します[1]。安定期の外来COPD患者の約15%にサルコペニアが合併していたという報告があり[2]、日常生活において評価・対策を行っていく必要性が示唆されています。

2. 呼吸器疾患患者の栄養障害への対応

　呼吸障害を呈する患者は栄養障害を伴っていることが多く、COPD患者においてはⅢ期以上で約40%に体重減少が見られ、体重は気流閉塞とは独立した予後因子となっています[3]。適宜、体重測定や問診などでフォローしながら患者と共に対策を検討します。筋肉の維持・増量のためには十分なエネルギーとタンパク質が必要となりますが、呼吸筋の機能維持や骨粗鬆症対策などから、ミネラル・ビタミン類の摂取も重要です。しかし、病態が進行するにつれて食事時の呼吸困難感や倦怠感から食事の摂取がなかなか進まない場合も多く見られます。

1）食事摂取時の工夫

　HOT患者においては食事時にも労作時の酸素量を使用すること、肘をついたり背もたれのある椅子に座るなど、少しでも楽に食事が摂取できるような体位をとること、一回の食事量が少なければ回数を増やすなど、患者自身で調整できる方法を説明します。

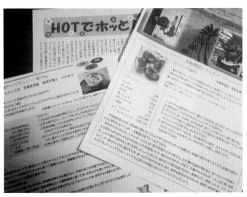

図2 食事についてのリーフレット

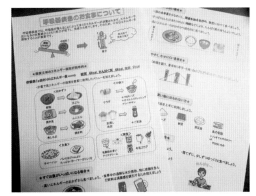

図3 食事の工夫を掲載しているリーフレット

2）食事内容

　腹部膨満を避けるためガスが発生しやすい食材は控える、炒める・揚げるなど油分を多く使う調理法に変える、ノンオイルではないドレッシングやバターなどの脂質を多く含むような調味料を活用するなど、日常生活に取り入れやすいことから導入してみるように提案します（図2、3）。最近では栄養補助食品もさまざまな形態・味付けが展開されています。患者の嗜好や生活スタイルに合わせた対策が継続できるよう、患者の努力を称賛しながらサポートすることが重要です。

3. 高齢患者の嚥下障害への対応

　高齢に伴う問題として嚥下障害があります。嚥下障害は食事摂取量低下の原因となるだけでなく、誤嚥性肺炎を発症してしまえば身体機能低下や活動量低下などによって、フレイルのサイクルを加速してしまうことが予想されます。誤嚥徴候の確認や口腔ケアの重要性についても説明しておきましょう。

引用・参考文献
1) 日本呼吸器学会 COPD ガイドライン第 5 版作成委員会 編."骨格筋機能障害・サルコペニア・フレイル". COPD（慢性閉塞性肺疾患）診断と治療のためのガイドライン 第 5 版 2018. 東京, 日本呼吸器学会, 2018, 36.
2) Jones, SE. et al. Sarcopenia in COPD: prevalence, clinical correlates and response to pulmonary rehabilitation. Thorax. 70 (3), 2015, 213-8.
3) 前掲書 1)."栄養管理". 99.
4) 黒澤一. サルコペニアと COPD. 日本気管食道科学会会報. 71 (5). 2020, 352-7.
5) 田淵貴大. 新型タバコ時代の禁煙支援・禁煙指導. 日本医事新報. 5006. 2020, 18-33.
6) 厚生労働省. 在宅酸素療法における火気の取扱いについて. https://www.mhlw.go.jp/stf/houdou/2r98520000003m15_1.html
7) 日本禁煙学会. 電子タバコ、加熱式タバコをお使いの方に重要なお知らせ. http://www.jstc.or.jp/uploads/uploads/files/information/NSAT2019.pdf

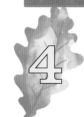

4 感染予防と身体活動性の維持・向上

社会医療法人新潟勤労者医療協会 下越病院
師長室　慢性呼吸器疾患看護認定看護師｜**小林千穂**｜Kobayashi Chiho｜

Introduction

　昨今の感染症の流行により、HOT患者は外出を控えたり、他者との交流に不安を抱きながら生活している人も少なくありません。そのため、適切な感染予防対策と患者の健康状態や生活様式に応じた活動を維持するための支援が求められます。

　本稿では、感染予防対策の基本と身体活動性の維持・向上に対する支援について解説します。

感染予防対策

　肺炎を発症する原因となる病原微生物の多くは、口や鼻から空気と共に吸い込んだり、手を介して口や鼻から体内に侵入します。したがって、細菌やウイルスを体の中に入れないこと（手洗い、手指消毒、マスク）、もし入ってしまっても重症化しないように予防接種を受けておくことが大切です。

1．日常生活における感染予防対策

1）手洗い、手指消毒、マスクの着用、うがい

　ウイルスや菌は手を介して口や鼻から体に侵入するため、こまめに手洗いや手指消毒を行い咳やくしゃみの飛沫を直接浴びる可能性がある場所では不織布マスクを着用してもらいます。一方で、うがいの効果については科学的な根拠は認められていませんが、口腔内は多くの細菌を有しているため、うがいで口腔内や喉の調子を整えることや、上気道の感染症を軽減する可能性について報告されていることから[1]、うがいをする習慣は感染予防に有益であると考えられます。

2）環境調整

　換気の悪い場所や人混みは避け、風邪をひいている人と接触しないようにするなどの注意が

必要です[2]。また、冬季は室内の空気が乾燥するのでウイルスはホコリとともに舞い上がり、人に感染しやすくなります。冬季にインフルエンザが流行する理由として、温度や湿度が低い環境ではウイルスの生存率が高くなることがわかっています[3]。したがって、加湿器などを使って湿度を50〜60%に上げるとウイルスの寿命が短くなり、感染リスクを下げることが期待できます。

3）規則正しい生活と療養法の継続

栄養状態を良好に保ち、適度な運動を行うことは、体力のみならず、抵抗力をつけることにもつながります。個別の状態に合わせた栄養摂取の工夫と、適度な運動が継続できるような支援が必要です。

2. ワクチン接種

COPD増悪の原因としては呼吸器感染症の割合が最も高く、一般細菌が40〜50%、ウイルスが30%であると報告されています[4]。中でも肺炎球菌とインフルエンザウイルスの割合が高いことがわかっており、いずれもワクチンを接種することで、病気にかかりにくくしたり、罹患しても症状を軽くすることが期待できます。また、慢性呼吸器疾患患者は新型コロナウイルス感染症においても重症化のリスクが高いことから、ワクチン接種が勧められています。

1）インフルエンザワクチン

インフルエンザワクチンの効果として、インフルエンザ流行期における65歳以上のCOPD患者の死亡率の減少が示されており[5]、すべてのCOPD患者にインフルエンザワクチンの接種が推奨されています[6]。ワクチン接種は、**65歳以上**（呼吸機能に身体障害1級相当の障害がある場合には60歳以上）の高齢者においては定期接種の対象となっています。

2）肺炎球菌ワクチン

高齢者の肺炎は死亡原因の第4位[7]で、肺炎球菌は肺炎の主な原因菌の一つです。感染すると大変重篤となることから、慢性呼吸器疾患患者では接種が推奨されています。

肺炎球菌ワクチンには、**23価肺炎球菌莢膜多糖体肺炎球菌ワクチン**（pneumococcal polysaccharide vaccine；PPSV23／商品名：ニューモバックス®NP）と、**13価肺炎球菌結合型ワクチン**（pneumococcal conjugate vaccine；PCV13／商品名：プレベナー13®）の2種類があります。前者は23種の血清型に対応しておりカバー率が高く、後者は免疫力の誘導が高いことが長所です[6]。接種のタイミングとしては、PPSV23は65歳以上の高齢者を対象とした定期接種で、5年ごとの接種が勧められています。PCV13は任意接種ですが、一度接種すれば身体に免疫記憶がつくため1回の接種で済みます。慢性呼吸不全患者の肺炎予防においては、PPSV23とPCV13を併用することで、より強力な予防効果が期待されます。定期接種制度によるPPSV23の接種を念頭に置き、病状によりPCV13との併用も考慮しましょう（**図1**）[8]。

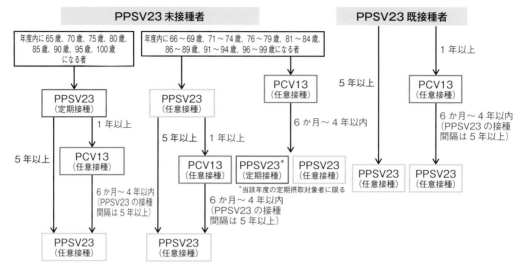

図1 65 歳以上の成人に対する肺炎球菌ワクチン接種の考え方 （文献 8 より転載）

注意
#1. 定期接種対象者が、定期接種による PPSV23 の接種を受けられるように接種スケジュールを決定することを推奨する。
#2. PPSV23 未接種者に対して両ワクチンを接種する場合には、上記#1 を勘案しつつ、PCV13 → PPSV23 の順番で連続接種することが考えられる。
#3. PCV13-PPSV23 の連続接種については海外のデータに基づいており、日本人を対象とした有効性、安全性の検討はなされていない。
#4. 定期接種は 2019 年 4 月〜2024 年 3 月までの経過措置に準ずる。
#5. 2019 年度内は 100 歳以上も定期接種の対象に含まれる。

身体活動性

　HOT 患者は息切れにより身体活動性が低下しやすいため、息切れのコントロールや身体活動量のモニタリングなどの自己管理能力を高めることが大切です。また、HOT に対する思いや受け入れ状況などを把握しながら、HOT を資源としてうまく活用し、身体活動性の向上と維持につなげられるよう支援することが大切です。

1. 注目される身体活動性

　身体活動性とは ADL と運動を合わせたもので、安静レベル以上のエネルギー消費に至る骨格筋の活動によってもたらされるすべての身体の動きであり、家事や仕事、運動、趣味など、あらゆる活動が含まれます[9]。

　身体活動性の向上および維持は、COPD の管理目標の一つとして示されています[10]。COPD の増悪、生存率および QOL に大きく影響を及ぼし[11, 12]、身体活動レベルは運動耐容能などほかの因子に比べて最も独立した予後規定因子であると報告されています[13]。また、間質性肺炎の代表である特発性肺線維症においても、毎日 20 分以上の歩行に相当する運動をする人は、運動をしない人と比較して、死亡リスクの低下および生存率の向上に関連していることが報告

されています [14]。したがって身体活動性の向上と維持は、慢性呼吸器疾患患者の増悪予防や疾患の進行など将来的なリスクの低減が期待できると考えられます。

2. 身体活動性を妨げる要因と課題

HOT 患者の多くが、肺機能の障害によって労作時の息切れをきたします。息切れを経験した患者は体を動かすことが億劫になり、さらに体の筋力が衰えて足腰が弱まり、息切れが悪化するという悪循環に陥ります。

COPD 患者の身体活動性に関する報告では、COPD に罹患していない同年齢の対象者と比較すると、1 日の歩行時間は短く、坐位時間が長い [15] とされています。さらに、呼吸困難を起こさないために意識して活動を抑制する傾向があり、ADL を自ら制限している可能性 [16] も指摘されています。また、HOT における問題として、患者は HOT の必要性を理解しているものの、カニュラ装着や携帯用酸素ボンベを使用することの煩わしさや、社会からの偏見や羞恥心 [17] など HOT のネガティブな印象から使用を控えることも身体活動性を妨げる要因の一つと考えられます。

3. 身体活動性の向上と維持に向けた支援

1) 自宅で活動するための工夫について話し合う

新型コロナウイルス感染症の感染拡大防止のためにステイホームが求められている現状では、さらなる身体活動性の低下が懸念されます。看護師は患者と面談の機会を作り、座っている時間を少しでも減らせるように [18]、例えば庭を見る、趣味に取り組むなど、楽しみながら身体を動かせる工夫について話し合うことが大切です。

2) 息切れをコントロールする方法を身につける

「呼吸困難」とは呼吸の際に感じる不快な主観的経験 [19] であり、同じ病気であってもその捉え方は多様です。看護師は患者の症状の程度を客観的に問うことや、患者が症状をどのように捉えて対処しているのかを把握するようにしましょう。そして、呼吸困難を軽減するために必要な知識や具体的な対処法として、酸素流量の調整、呼吸法や動き方、薬物療法などを提案し、その効果を確認しながら支援することが大切です。

3) セルフモニタリング

身体活動を客観的に把握するための手段として、歩数計や身体活動量計を用いたセルフモニタリングがあります。患者が身体活動を測定することの意義として、患者が自らの生活を振り返るきっかけとなるほか、歩数を通じて体調の変化に気づくことができます。また、目標歩数を設定し、取り組むことで自己効力感が高まり、身体活動の向上と維持が期待できます。看護師は患者の身体活動を量的に把握することで、患者の状態や生活背景を踏まえた適正な活動量

の判断が可能となります。

4）HOT を活用して生活を楽しむ

　患者が HOT を資源として捉え、HOT を活用しながら外出や趣味を継続し、日々の生活に楽しみを見い出すことが上手な HOT の使い方です。

　HOT 患者に対する支援として、看護師は患者の日常生活や行動範囲のみならず、趣味や生きがいなどを確認し、HOT の活用法について話し合うことから始めましょう。また、携帯用の HOT 子器の使用に関しては、携帯しやすさや操作性、使用可能時間などを考慮し、患者のライフスタイルに合わせた機器の選定と調整が必要となります。

　HOT に対するネガティブなイメージを持つ患者に対しては、HOT の良い面への気づきを促すことが大切です。通院中の A さんは、「HOT のおかげで妻と旅行に出かけられるようになった」と笑顔で話されました。B さんは、「美術館は自分のペースでゆっくり回れ、気持ちも楽になるから自分に合っている」と話され、いずれもライフスタイルに合わせて HOT をうまく活用し、息切れの軽減や活動範囲の広がりを実感しながら楽しみを見い出し、身体活動性を維持されています。

引用・参考文献

1) Satomura, K. et al.　Prevention of upper respiratory tract infections by gargling: a randomized trial. Am J Prev Med, 29 (4), 2005, 302-7.
2) 日本呼吸ケア・リハビリテーション学会 呼吸リハビリテーション委員会 ほか編. 呼吸リハビリテーションマニュアル―患者教育の考え方と実践―. 東京, 照林社, 2007, 85.
3) Harper, GJ. Airborne micro-organisms: survival tests with four viruses. J Hyg (Lond), 59 (4), 1961, 479-86.
4) Sethi, S. Infectious etiology of acute exacerbations of chronic bronchitis. Chest, 117 (5 Suppl 2), 2000, 3805-55.
5) Kiyohara, K. et al. Changes in COPD mortality rate after amendments to the Preventive Vaccination Law in Japan. Eur J Public Health, 23 (1), 2013, 133-9.
6) 日本呼吸器学会 COPD ガイドライン第 5 版作成委員会 編. COPD（慢性閉塞性肺疾患）診断と治療のためのガイドライン 第 5 版 2018. 東京, 日本呼吸器学会, 2018, 90.
7) 厚生労働省. 令和元年（2019）人口動態統計月報年計（概数）の概況　第 7 表 死亡数・死亡率（人口 10 万対）, 性・年齢（5 歳階級）・死因順位別. https://www.mhlw.go.jp/toukei/saikin/hw/jinkou/geppo/nengai19/dl/h7.pdf（2021 年 5 月 20 日閲覧）
8) 日本呼吸器学会呼吸器ワクチン検討 WG 委員会／日本感染症学会ワクチン委員会・合同委員会. 65 歳以上の成人に対する肺炎球菌ワクチン接種に関する考え方（第 3 版 2019-10-30）. 2019, 8.https://www.kansensho.or.jp/uploads/files/guidelines/o65haienV/o65haienV_policy2019-2023.pdf（2021 年 5 月 6 日閲覧）
9) ZuWallack, R. Physical activity in patients with COPD: the role of pulmonary rehabilitation. Pneumonol Alergol Pol. 77 (1), 2009, 72-6.
10) 前掲書 6), 84-85.
11) Gimeno-Santos E, et al. Determinants and outcomes of physical activity in patients with COPD: a systematic review. Thorax. 69 (8), 2014, 731-9.
12) Garcia, AJ. et al. Regular physical activity reduces hospital admission and mortality in chronic obstructive pulmonary disease: a population based cohort study. Thorax. 61 (9), 2006, 772–8.
13) Waschki B, et al. Physical activity is the strongest predictor of all-cause mortality in patients with COPD: a prospective cohort study. Chest. 140 (2), 2011, 331-2.
14) Vainshelboim, B. et al. Physical Activity and Exertional Desaturation Are Associated with Mortality in Idiopathic Pulmonary Fibrosis. J Clin Med. 5 (8), 2016, 73.
15) Kawagoshi, A. et al. Quantitative assessment of walking time and postural change in patients with COPD using a new triaxial accelerometer system. Int J Chron Obstruct Pulmon Dis. 8, 2013, 397-404.
16) 今戸美奈子ほか. 慢性呼吸器疾患患者における呼吸困難のマネジメント方略と ADL の関連. 日本看護科学会誌. 30 (1), 2010, 14-24.
17) Katsenos, S. et al. Long-Term Oxygen Therapy in COPD: Factors Affecting and Ways of Improving Patient Compliance. Pulm Med. 2011, 2011, 1-8.
18) Donaire-Gonzales, D. et al. Benefits of physical activity on COPD hospitalisation depend on intensity. Eur Respir J. 46 (5), 2015, 1281-9.
19) American Thoracic Society. Dyspnea. Mechanisms, assessment, and management: a consensus statement. American Thoracic Society. Am J Respir Crit Care Med. 159 (1), 1999, 321-40.

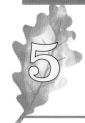

5 退院調整

医療法人社団恵友会 霧ヶ丘つだ病院 看護部　看護部長	**中山初美**	Nakayama Hatsumi
同院　慢性呼吸器疾患看護認定看護師	**石井和代**	Ishii Kazuyo
同	**恒成由佳**	Tsunenari Yuka
同	**井田真実**	Ida Mami
同	**井本久紀**	Imoto Hisanori

Introduction

　HOT患者の退院調整は、身体的・心理的・経済的・社会的側面と広範囲に及ぶことから早期の介入が望まれます。患者のQOL維持・向上、療養生活の不安、機器管理の指導、社会資源の情報提供など病棟看護師は多職種と連携し、患者の状況に合わせた細やかな支援が求められます。そこで退院支援の流れを3段階に分けて、その過程と事例を紹介します。

退院支援の流れ

第1段階. スクリーニングとアセスメント

　入院したら情報収集を行い、入院時から2日以内に退院調整のためのスクリーニングを行います（**図1**）。

1）病状確認・治療方針・医療面のアセスメント

①繰り返しの入院で病状が増悪していないか

②治療により、どの程度まで回復できるか

③新たな医療処置の必要があるか

④治療に障害をもたらす認知機能の低下が見られないか

⑤入院時のADLの状況はどうだったか

患者氏名＿＿＿＿＿＿＿＿　入院日＿＿＿＿年＿＿月＿＿日
記　載　者＿＿＿＿＿＿＿＿　記載日＿＿＿＿年＿＿月＿＿日

医療面	□ 再入院である	□ 入退院を頻回に繰り返している □ 1ヵ月以内の再入院
	□ 緊急入院	□ 疾病の病状管理が必要
	□ HOT	□ 導入している □ 新規導入する
	□ 医療処置がある 　または導入の必要がある	□ 人工呼吸器（① TPPV、② NPPV） □ 吸引 □ 褥瘡などの創処置 □ 中心静脈栄養療法 □ 経管栄養・胃瘻 □ 人工肛門 □ 尿道カテーテル挿入 □ 自己注射（インスリン、その他）・血糖測定 □ その他
	□ ADL、IADL の低下	□ ADL に介助を要する □ IADL（手段的日常生活動作）に介助を要する
	□ 薬剤の自己管理	□ 服薬管理ができていない・指導の必要がある □ 疼痛コントロールが必要
	□ 認知・精神障害	□ 認知機能障害がある、または認知機能低下の可能性がある □ 精神障害がある
	□ 障害者手帳を所持している 　または申請の必要がある	□ 難病の認定を受けている、または申請する予定がある □ 身体障害者手帳を所有している、または申請する予定がある
介護面	□ 介護問題（本人、家族）	□ 独居（介護者がまったくいない） □ 介護者が高齢、認知機能低下がある、病弱 □ 介護者が介護拒否（疲労など） □ 家族に病人・障害者・乳幼児がいる □ 介護者が施設入所している
	□ 経済上の問題	□ 金銭を支える生計中心者がいない □ 無年金 □ 生活保護受給者
	□ 住居環境の問題	□ 入院前の住環境に問題がある □ 移動に介助が必要 □ 外来通院に介助が必要 □ 交通機関が不便
	□ 社会資源の利用状況	□ 介護保険を申請していない □ 介護保険を利用しているが、認定された区分と介護度が一致していない □ 介護保険施設の利用・利用希望 □ 介護保険施設の入居・入居希望 □ 障害者自立支援法の利用の有無 □ その他の社会資源利用の有無

図1 退院調整スクリーニングシート

2）生活や介護面のアセスメント

①入院前の生活（自宅・施設）

②独居・介護状況

③経済的な問題

④入院前の社会資源の利用状況、導入の必要性

第2段階. 受容と自立の支援

　入院3〜7日目に、スクリーニングをもとに退院支援の必要性を患者家族と共有し、動機づけを行います。

1）患者・家族の病状理解と受け止め状況

①病状について正しく理解されているか

②病状についてどのように受け止めているか

③今後、どのようなことを希望（治療・退院など）しているのか

④患者や家族の気持ちの変化に対応し、医療チームとの信頼関係の構築ができているか

2）患者・家族の意思決定支援

①患者・家族が退院後の療養生活を自分で選択できるように支援

②多職種と連携して情報を共有

③社会資源の情報を提供し、退院後の医療・看護・介護の継続を支援

④調整困難事例は情報交換会（カンファレンス）で紹介し、医療ソーシャルワーカー（MSW）が介入

第3段階. 退院調整

　病状が安定し、退院のめどがついたら退院調整を開始します。

1）退院支援計画書の作成（図2）

　担当看護師が退院支援計画書を作成します。

2）退院調整の開始

①社会資源の確認：介護保険、身体障害者手帳、難病認定などを確認

②退院前の自宅訪問：退院前に理学療法士と協働して、HOT、在宅人工呼吸器（HMV）の設置場所や動作確認、通院の交通機関、自宅周辺の環境調査

③退院前カンファレンス：患者、家族、院内担当者（医師、看護師、理学療法士、栄養士、MSW）、在宅担当者（ケアマネジャー、訪問看護師、ヘルパー、訪問リハビリテーションスタッフ、福祉用具スタッフ、在宅酸素プロバイダーなど）でカンファレンスを実施

退院支援計画書

患者　　　　　　殿

入院日	年	月	日
計画着手日	年	月	日
計画作成日	年	月	日

病棟（病室）	病棟　　　　　　号室
病名 （他に考え得る病名）	
退院に関する 患者以外の相談者	家族　・　その他関係者（　　　　　　　　　　　　　　）
退院支援計画を行う者の氏名 （下記担当者を除く）	
退院困難な要因	
退院に係る問題点、課題等	☐ 退院後の療養先　　　　　☐ 病状に対する不安 ☐ 医療処置・介護に関して　☐ 医療費等の経済的な問題 ☐ その他（　　　　　　　　　　　　　　　　　　）
退院へ向けた目標設定、 支援期間、支援概要	〈退院へ向けた目標設定〉 ☐ 退院後の療養先　　　　　☐ 病状に対する不安 ☐ 医療処置・介護に関して　☐ 医療費等の経済的な問題 ☐ その他（　　　　　　　　　　　　　　　　　　） 〈支援期間〉 〈支援概要〉
予想される退院先	☐ 自宅　　　　　　　　☐ 介護老人保健施設　☐ 有料老人ホーム ☐ グループホーム　　　☐ 介護老人福祉施設　☐ 障害者関連施設 ☐ その他（　　　　　　　　　　　　　　　　　　　　）
退院後に利用が予想される 社会福祉サービス等	☐ 施設入所サービス　☐ 通所リハビリ　☐ 通所介護 ☐ 訪問介護　　　　　☐ 訪問看護　　　☐ 訪問リハビリ ☐ 訪問入浴　　　　　☐ 福祉用具　　　☐ 住宅改修 ☐ その他（　　　　　　　　　　　　　　　　　）
退院後に利用が予想される 社会福祉サービスの担当者	

注）上記内容は、現時点で考えられるものであり、今後の状況の変化等に応じて変わり得るものである。

説明・交付日　　　　年　　　月　　　日

病棟退院支援計画担当者 _____ ㊞

入退院支援部門の担当者 _____ ㊞

本人 _____

図2 退院支援計画書

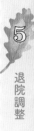

　病棟看護師は、患者が入院した日から退院支援の流れに沿って調整を開始します。患者は HOT 導入を受容することから始まります。看護師は指示流量の決定、機器の選別、使用上の危機管理指導を行います。

　高齢化に伴う認知機能の低下、介護力不足などの不安要素は退院支援の課題となっています。次に、医療ならびに生活・介護の面で問題がある患者の HOT 導入と退院調整を行った事例を紹介します。

事例

S 氏：74 歳男性（CPFE、右肺膿瘍）

（**既往歴**）肺高血圧、慢性心房細動、大動脈弁狭窄症（AS）。

（**現病歴**）70 歳まで喫煙（20 本 /day × 50 年）していたが、上記診断を受け禁煙。肺炎を機に呼吸困難感が悪化し、HOT 導入目的で入院となった。

（**社会資源の利用**）介護保険は要支援 1（週 1 回のデイサービスを利用していた）。

（**入院前の生活状況**）妻と 2 人暮らしであったが、妻が施設入所後は独居。長女夫婦は遠方に住んでおり、直接的な支援は困難。ADL は自立しており、服薬管理は可能であったが、呼吸状態の悪化から活動性は低下し、食事や内服も困難となった。

（**退院後の生活の場**）自宅退院を希望しており、S 氏の退院後は妻も施設退去予定。

　入院時のスクリーニングをもとに、問題として考えられることを整理しながら段階的に退院支援を開始しました。

1. 生活環境の問題点の整理

　入院時のアセスメントの結果、独居で他者の生活支援を得ることが難しい状況であるとの判断から、まず生活環境の問題点を整理することにしました。

　住み慣れた環境ではあるものの、自宅で酸素吸入をしながらの生活をイメージすることが難しく、呼吸状態、ADL の低下で身体的・精神的な負担はかなり大きいこと、加えて妻の介護を考えると今後の生活に不安と戸惑いしか持てない状況でした。そのため、入院初期の段階から社会福祉制度を利用しての退院調整を考えることとしました。

2. HOT 導入の指導

　酸素吸入の必要性を理解した上で、機器の取り扱い、安静時・労作時の指示に沿った流量調

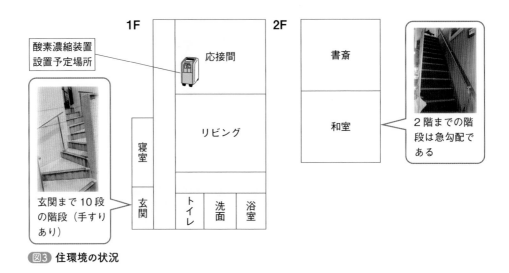

図3 住環境の状況

整、日常生活上の注意事項などの危機管理について計画的に指導しました。併行して呼吸リハビリテーションを行いながら、理学療法士と協働し、患者の生活スタイルや状態に応じた機器やデバイスの選定を行いました。

6分間歩行試験や終夜SpO$_2$測定などの結果から、酸素流量は安静時1L/min、労作時3L/min、酸素供給装置は設置型、携帯用酸素ボンベは呼吸同調器を選定し、インターフェイスは鼻カニュラを使用することにしました。

酸素供給装置の取り扱いに慣れてもらうため、在宅酸素プロバイダーに依頼して退院10日前からHOT機器を病室に設置しました。それにより、機器の取り扱い、携帯用酸素ボンベの切り替え、交換がスムーズに行えるようにしました。

週1回のデイサービスには、携帯用酸素400Lボンベ2本（呼吸同調器1L/min吸入下でおよそ12時間）で対応可能と考えました。

3. 退院前の自宅訪問

住宅環境を観察しながら、呼吸困難をきたす生活動作をパルスオキシメーターで測定し、改善が必要な環境を確認しました。HOT機器は動線と安全性、利便性を配慮し設置しました（**図3**）。主な問題点は、玄関入口までの10段の階段昇降の際に酸素3L/minでSpO$_2$ 88％、脈拍74回/min（不整）となり、呼吸困難が増強したことでした。また、2階への急勾配の階段があり、今回の訪問で階段昇降が課題となったので、退院までの間、リハビリテーションメニューに階段昇降を組み入れて動作確認をすることにしました。

4. サービスの調整

　現在、S氏の介護サービス（→ p.171）は要支援1で、週1回デイサービス利用していましたが、本人の意向を聴取しながら利用する社会資源を具体化していきました。医療者側としては、退院初期は週1回の訪問看護と週2回の訪問介護（食事準備・入浴支援）を導入し、福祉用具としてシャワーチェアのレンタルを提案しました。しかし、他人を頻回に家に入れたくないという本人の強い希望から、訪問看護は月1回（酸素の使用状況確認のため）、デイサービス通所は中止、外来リハビリへ週1回通院となりました。食事は宅配弁当、入浴は1人で入浴できるように入院中に動作練習することになり、在宅療養のイメージが具体化しました。

　退院前カンファレンスは医師、看護師、理学療法士、ケアマネジャー、訪問看護師、福祉用具スタッフ、在宅酸素プロバイダーで情報を共有しました。障害福祉サービス（→ p.171）は呼吸機能障害として1級を申請しました。

5. 退院後の自宅訪問

　退院後の在宅での状況を把握するため、退院後3日目と2週間目に退院後訪問を提案し、承諾されました。訪問時には、酸素供給装置の設置状況や管理状況の確認と、退院後の困った点や不安な点などを聴取しました。S氏の意向を考慮して退院調整を行ったことで、HOT管理やセルフマネジメントへの意識が高まり、QOLを保ちながら自宅療養を継続されています。

引用・参考文献
1)　日本呼吸ケア・リハビリテーション学会 酸素療法マニュアル作成委員会ほか編. 酸素療法マニュアル（酸素療法ガイドライン 改訂版）. 東京, 日本呼吸ケア・リハビリテーション学会, 日本呼吸器学会, 2017, 144p.
2)　大阪府立呼吸器・アレルギー医療センター編. 在宅酸素療法ケアマニュアル. 大阪, メディカ出版, 2012, 342p.
3)　津田徹ほか編. 非がん性呼吸器疾患の緩和ケア. 東京, 南山堂, 2017, 267p.

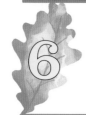

6 看護外来で行う支援

大阪はびきの医療センター 呼吸器内科病棟
副看護師長／慢性疾患看護専門看護師 | 平田聡子 | Hirata Satoko

Introduction

HOT導入患者は、これまでの療養法に加え、HOTという新たな療養法を生活の中に取り入れることになります。退院後にはHOT機器の取り扱いに関することはもちろん、HOTを生活に取り入れていく上での困り事や検討事項が多く出てきます。それらにうまく対処しながら、患者自身が自分に合った療養法を見つけ、望む生活を送ることができるように、病棟や在宅のスタッフと連携しながら支援する場が看護外来です。

看護外来の役割

看護外来では、ナラティブ・アプローチで患者自身にこれまでの体験を語ってもらうことを最も大切にしています。患者はさまざまな体験を通して形成された価値観や考え方に基づき、自分なりの療養法を見つけ、実践しています。そのため、看護師は患者の価値観や考え方を理解する必要があります。

高橋は「丁寧に自分の話を聴き、問いかけ、病によって変化した生活の中でもこれだけは欠かせないと思うことを一緒に探してくれる人がいることで、限られた選択肢の中で自分のあり方を選び直し、成長していくことができる」と述べています[1]。患者の体験や思いなどの語りを促し、言語化を支援することは、患者が自分の価値観を再認識したり、実践への意味づけや気づきを得ることを助け、望む生活を送るための患者自身の行動や内面的な変容につながっていきます。また、対話の中で患者は自分の価値観を承認してもらうことで相手を信頼できるようになり[1]、パートナーシップの構築や強化につながります。さらに患者のやり方や思いを一方的に否定せず、まずは受け止め、承認する姿勢で接し、患者が主体的に病気を管理できているという自己コントロール感を持てるように関わることも大切です。

HOT 導入後の初回外来での面談

　看護外来での面談内容は、退院後初回の外来面談と2回目以降の面談では異なります。初回面談は患者と初対面であることが多いため、信頼関係の構築を第一の目的として関わります。

　HOT 導入後、初めての外来面談では、患者の語りを聴くことに時間をかけ、早期に信頼関係を築けるように努めます。事前準備として、カルテや看護サマリーから呼吸機能などの客観的データや入院中の指導状況、HOT に対する思いなどを確認しておきます。

　面談では、まず入院中の HOT 導入への頑張りや初回外来まで自宅で過ごせたことを賞賛し、一緒に喜びます。そして、退院後の過ごし方や HOT 導入後の思いなど、患者自身による語りを促します。また、外来看護師は、主治医や在宅スタッフと協力しながら、今後も患者を支援する存在であり、一緒に生活について考えたいことを伝え、パートナーシップの構築に努めます。

　さらに、退院後に自宅で HOT を導入して生活する中で困ったことや迷ったりしたことを聴き取り、一緒に解決策を考えます。もし、間違ったことを実践している場合は、なぜその方法で実践しているのかを確認し、患者の考えを知った上で、誤りを是正します。

2回目以降の看護外来

　2回目以降の外来では、患者は HOT の使用にも慣れて、自分なりの工夫をして生活しています。アドヒアランスの維持と向上、セルフマネジメントがより良く行えるよう支援します。

1. アドヒアランスの維持・向上支援

　入院中の酸素流量やインターフェイスは適切なものが選択されていますが、「自宅で安静時の酸素流量で動いても息苦しくなかった」などの経験から、指示された酸素流量を守れなくなることがあります。Ⅱ型呼吸不全の患者の場合は二酸化炭素の貯留を心配し、労作時の酸素流量をできるだけ少なくしたいという人もいます。アドヒアランスに影響する要因としては、自己効力感などの患者に関連したもの、治療の管理方法など治療に関連したもの、医療者との関係や社会的サポートなど社会的・環境的なものが挙げられます[2]。これらの視点からアセスメントし、障害となっている要因にアプローチしていきます。

　HOT は患者にとって有効な資源であることを強調し、低酸素による循環機能への影響や、現在の身体状況だけでなく将来の見通しについても説明し、適切な酸素管理の必要性を理解してもらうよう努めます。拡散障害が著明であるにもかかわらず呼吸困難の自覚が乏しい患者には、一緒に歩行し、パルスオキシメーターで SpO_2 値と脈拍の変化を視覚的に理解してもらう

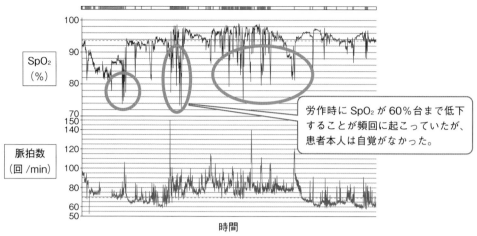

労作時に SpO_2 が60％台まで低下することが頻回に起こっていたが、患者本人は自覚がなかった。

図1 24時間モニタリングデータの例

よう働きかけるのも効果的です。

　COPDなどのII型呼吸不全患者には、労作時は適切な酸素流量を吸入していれば二酸化炭素の貯留の心配はないことを説明します。ただし、安静時の高流量の酸素吸入は二酸化炭素の貯留を招くため、労作後には SpO_2 の回復を確認後、安静時の酸素流量に戻すことを忘れないよう伝えることも重要です。

2. 適切な酸素管理のための支援

　生活状況や病状の進行に伴い、酸素流量の見直しやインターフェイスの選択・変更が必要になります。患者の生活状況を確認し、主観的な情報と共に、SpO_2 や脈拍、どのような動作や労作を行っているか、労作時の呼吸様式などの身体状況を客観的にアセスメントします。酸素流量やインターフェイスの変更が必要であれば、主治医に報告して変更を検討してもらいます。

　日常生活での SpO_2 や脈拍のモニタリング状況は、患者が普段使用している療養日誌に記載してもらうように依頼します。

　詳細な評価が必要な場合は、記憶媒体つきのパルスオキシメーターを貸出し、24時間モニタリングを実施します。SpO_2 と脈拍が記録されたモニタリングデータ（**図1**）と患者の記載した行動データを合わせて分析し、酸素流量やインターフェイスの変更を検討します。このデータを患者と一緒に確認することで、患者自身がどのような行動で SpO_2 低下や脈拍変化が起きているかがわかり、生活上での改善点が明確になります。また、データに問題がない場合は酸素調整や動作要領がうまくできていることをフィードバックし、賞賛することで自己効力感の向上につながります。

3. 動作要領習得のための支援

　患者は退院後には、掃除や洗濯、買い物などに加え、個々に趣味などの活動も行います。患者と共に生活場面を一緒に振り返り、呼吸困難の出現やSpO₂低下があった行動はどのようなものかを具体的に考えます。息切れを増強させる「上肢挙上動作」「前屈動作」「反復運動」「息止め動作」を意識しながら、特に4つの動作が多い、入浴時の動作要領については必ず確認します。

　注意点としては連続動作を避け、休憩を必ず取り入れること、呼気時に動くことなどを説明します。患者の考えを聞きながら、不足している知識の提供や改善が必要な動作については理由を説明して呼吸困難出現時の対応についても話し合います。

4. 栄養管理

　COPD患者の呼吸消費エネルギーは430～720 kcal/dayと健康な人の約10倍も必要と言われています[4]。しかし一回の食事量が多いと横隔膜が圧迫され、呼吸困難が増強するため、摂取量は徐々に少なくなり、体重も減少してきます。患者に体重維持が必要な理由を説明し、呼吸商が少なくエネルギーの多い脂質で不足分を補完していく方法を具体的に説明します。必要に応じて栄養士と連携し、外来受診時に継続して栄養指導を受けることができるよう調整します。

5. 身体活動性の維持への支援

　COPDにおいては身体活動性の低下が予後不良因子となるため、身体活動性を維持することは大変重要です。身体活動性を高めるためには坐位時間（Sedentary時間）を減らし、ゆっくりでよいので動くことが大切です[4]。身体活動性維持の必要性を患者に説明し、自宅で少しでも動くための具体的な工夫を一緒に考えます。

6. 精神的支援

　呼吸器疾患患者は常に呼吸困難を感じ、徐々に身の周りのことも他者の助けが必要になったり、できていたことができなくなるなど自尊感情が低下しやすくなります。また、病気や生活の変化による先行きへの不安から、精神的に落ち込みやすい状態といえるため、今できていることに注目し、病気を抱えながらも患者自身が果たしている役割や新たな役割について認識できるよう言語化し、それを承認することが重要です。また、家族など患者にとっての重要他者にも患者の頑張りや果たせている役割について認識してもらい、一緒に支援していくことが大切です。

7. 意思決定支援

　昨今では、アドバンス・ケア・プランニング（ACP）の推進がCOPDガイドライン[5]にも記載され、これまでよりも早い段階からACPが行われるようになりました。HOT導入のための入院時にACPが実施されるケースもあり、当院ではACP介入中の場合には、看護サマリーに患者の価値観や意思決定状況などを記載し、看護外来でも引き続き支援します。

　また、増悪時に呼吸状態の急速な悪化が予測される外来患者は、主治医と相談し、外来でACPを開始します。家族にも外来受診日に同行してもらうよう依頼します。診察室で看護師同席のもとで病状説明を行ったのち、看護外来で医師の説明内容に対する理解度を確認したり、患者の思いを傾聴し、補足説明や患者の価値観を明確にできるよう支援します。2〜3回目までは毎月介入し、その後は意思決定状況に応じて継続して実施します。

8. 病棟・在宅スタッフとの連携

　高齢世帯の増加や入院期間の短縮などにより、病棟、看護外来、在宅スタッフの連携が非常に重要となっています。病棟との情報共有の方法としては看護サマリーの活用や、困難事例の場合は看護外来を担当している専門看護師（CNS）や認定看護師（CN）が介入していることもあり、必要に応じて退院前合同カンファレンスにも参加します。看護外来の看護師が退院前合同カンファレンスに参加することで患者の状態を事前に把握できるだけでなく、在宅スタッフと顔の見える関係性を構築できます。当院では、訪問看護師と「HOTいきいきDiary」（→ p.168）の備考欄を利用して連携しています。病棟、看護外来、在宅スタッフがチームとして患者を支援できる体制を作ることが大切です。

引用・参考文献
1）高橋綾.「患者の価値観に寄り添う」と私がモヤモヤする理由. 緩和ケア. 28（2）, 84-9.
2）Bourbeau, J. et al. Patient adherence in COPD. Thorax. 63（9）, 2008, 831-8.
3）南方良章. 慢性閉塞性肺疾患患者に対する身体活動性研究の進歩. 日本内科学会雑誌. 108（12）, 2019, 2554-9.
4）岩川裕美. 慢性呼吸器疾患の栄養管理：COPDの経口栄養療法. 日本呼吸器・リハビリテーション学会誌. 20（2）, 103-8.
5）日本呼吸器学会COPDガイドライン第5版作成委員会 編. COPD（慢性閉塞性肺疾患）診断と治療のためのガイドライン 第5版 2018. 東京, 日本呼吸器学会, 2018, 170p.

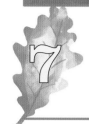

7 在宅訪問

医療法人社団愛友会 いきいきクリニック 訪問リハビリテーション | 宇佐美記子 | Usami Noriko

同院 呼吸器内科 | 石山亜希子 | Ishiyama Akiko

Introduction

HOT の現状評価は重要です。当院では医師から必ず酸素流量（以下、流量）などの評価をするよう指示を受けます。在宅チームが介入することでテーラーメイドの HOT に近づけることができます。呼吸困難が軽減した中で QOL の高い生活を送るための訪問リハビリテーションの取り組みを紹介します。

在宅訪問で行う評価

1. 生活動線

　生活動線を確認し、設置型酸素濃縮装置（以下、濃縮器）や液化酸素の配置を評価します。設置場所によっては流量が離れていても変更できるよう、リモコンの導入を検討します。生活動線を確かめながらリモコンの通信に問題ないか確認し、効率良く動けるよう環境調整も合わせて行います。

2. 日常生活動作（ADL）における流量

1）流量設定

　動作ごとに呼吸法と動き方を指導しながら SpO_2 を測定し、医師に報告して流量を調整します。入浴時は鼻カニュラを外す患者が多いため、特に評価が必要です。

　安静時に高流量のままで過ごすと CO_2 ナルコーシスに至る可能性があり、労作前後で流量変更が可能か、患者や家族の認知機能も鑑みて評価します。また、**患者自身での SpO_2 測定の習慣化を促します。**末梢循環の問題などでパルスオキシメーターが不正確な値を示すことがあるので、呼吸困難の程度と SpO_2 の数値を対比して、呼吸困難の程度から SpO_2 を推測できる

ようにします。

2）デバイスの検討

高流量の酸素が必要な患者には、リザーバー付鼻カニュラ（オキシマイザー）やリザーバー付酸素マスクに変更します。患者の病態や生活ニーズに合わせ、外出や入浴時のみデバイスを変更することもあり、自分でデバイス交換が可能かを確認します。特にオキシマイザーのチューブは硬いため、着脱が困難な場合はコネクター（図1）を業者に依頼することもあります。

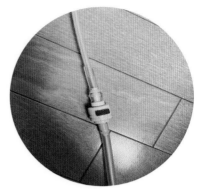

図1 オキシマイザーにつなぐコネクター

3）外出時

携帯用酸素ボンベ（以下、ボンベ）を使用して評価します。酸素の供給方法は同調モードが頻用されますが、呼吸回数や一回換気量、呼吸法などの影響を受け、連続流を使用した場合とは SpO_2 の値に差が出ることがあります[2, 3]。そのため、歩行中に呼吸法を練習しながら評価し、連続流に変更する患者もいます。ボンベ交換の練習も行い、認知機能が低下した患者には流量の設定を記載したカードを作成して、バッグに取り付けます。

最重症の COPD 患者の事例では、オキシマイザー3.0L/min 吸入時に不織布マスクを装着することで口と鼻の周囲に酸素溜まりができ、PaO_2 値が73mmHg → 129mmHg に上昇したことにより特に歩行時の SpO_2 低下を軽減することができました。

4）停電時に備えて

停電時には濃縮器を使用する患者はボンベで過ごす必要があります。ボンベの使用時間を延ばすため、医師の指示の下、安静時に SpO_2 を維持するための最低流量を確認します。災害を想定して定期的に練習しています。

3. より効果的な HOT を行うための環境設定

労作時の呼吸法、動作の工夫などの ADL 練習に加え、ベッド、テーブルや椅子の高さ、物を置く場所、食事や入浴時の姿勢など、呼吸困難を感じる労作や苦痛に感じていることを聴取しながら環境調整を行います。

療養をする上では栄養摂取も重要です。食事の回数や内容、呼吸困難の程度と共に、流量やテーブルと椅子の高さが適しているかを評価し、テーブルに肘をついて摂取するなど、食事中の負担を軽減できる方法を指導します。

ほかにもオキシマイザーの先端で鼻粘膜が傷つかないように、ペンダント部を固定して回転しないようにしたり（図2）、認知症の患者で IH コンロを導入できない場合は、ガス台まで酸素チューブが届かないよう短くするなどの工夫も有効です。

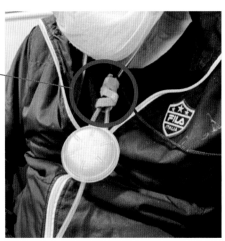

ペンダントが回らないように固定し、鼻腔への負担を軽減しています。

図2 オキシマイザーの調整例

在宅で評価を行うタイミング

入院中に HOT 導入となった場合は、実際の生活環境などを十分に評価できないことがあります。また患者自身も酸素を吸入する生活に慣れておらず、退院後に再度在宅での評価が必要です。退院時には、訪問看護や訪問リハビリテーションとの連携が重要です。

在宅訪問を継続している場合でも、流量変更のタイミングや流量調整、呼吸法、動き方などが正しく行えるようになるまでには時間を要します。いつの間にか動き方や環境設定が変化したり、呼吸法が自己流に戻っていることもしばしばあり、訪問を継続しながら再評価・修正を繰り返します。

4．セルフマネジメント

患者が自分で体調管理ができるように支援するポイントをまとめます。

1）吸入薬

適切な吸入指導ならびにアドヒアランスの向上は、治療効果を上げるために重要です[4]。多職種で支える必要があり、われわれも評価をします。**練習用デバイス**を活用しても難しい場合は、デバイスの変更を主治医に相談することもあります。また、労作時の息切れ軽減を目的にあらかじめ短時間作用性 β_2 刺激薬（SABA）や短時間作用性抗コリン薬（SAMA）を吸入するアシストユースもより効果的に使えるよう介入します。

患者には再度その効果について、動的肺過膨張を軽減し、運動耐用能が改善することなど[5~7]を説明します。吸入のタイミングは ADL の中から具体的な動作（入浴・排便・更衣など）を選び、低気圧で呼吸困難を感じやすいときにも勧めます。ただし心循環系への影響や呼吸困難

（通常版）

○○様 セルフマネジメントシート					
日付	4月1日		4月2日		/
天気	晴れ・曇り・雨		晴れ・曇り・雨		晴れ・曇り・雨
気温／湿度	22℃／40%		20℃／50%		℃／　%
安静時	安静時	動作時	安静時	動作時	安静時	動作時
息切れ（ボルグスケール数）	1	4	1	5		
SpO₂	98%	93%	98%	91%	%	%
脈拍数（脈がとぶ時は数字の下に☑）	72 回	82 回	70 回	89 回	回	回
体温	36.6℃		℃		℃	
咳	あり・なし		あり・なし		あり・なし	
痰の回数（正の字）色	一　薄い黄色		正　薄い黄色			
吸入回数（メプチン）	3		4			
体重	52kg		52.1kg		kg	
歩数	1350 歩		800 歩			
胸の重さ	2/10		3/10			
備考			いつもより咳が多い			

（簡易版）

○○様 セルフマネジメントシート			
日付	4月7日	4月8日	/
天気	晴れ・曇り・雨	晴れ・曇り・雨	晴れ・曇り・雨
息苦しさ 座っている時	強い・弱い・なし	強い・弱い・なし	強い・弱い・なし
息苦しさ 歩いた時	強い・弱い・なし	強い・弱い・なし	強い・弱い・なし
脈拍 座っている時	62 回	64 回	回
脈拍 歩いた時	72 回	75 回	回
酸素の値 座っている時	95%	96%	%
酸素の値 歩いた時	92%	92%	%
咳	多い・少ない・ない	多い・少ない・ない	多い・少ない・ない
痰の量	多い・少ない・ない	多い・少ない・ない	多い・少ない・ない
痰の色	黄・白・透明・その他	黄・白・透明・その他	黄・白・透明・その他
メプチン	1・2・3・4	1・2・3・4	1・2・3・4
体温	36.3℃	36.7℃	℃

すぐに電話して相談してください！！
※座っている時に、息苦しさが強く、酸素の値が90%を切る時、もしくは脈拍が100を超えている時、ヒューヒュー言っている時
※歩いた時に、息苦しさが強く、酸素の値が85%を切る時、もしくは苦しくて歩きたくないと言った時

図3 当院のセルフマネジメントシート

項目ごとに毎日、自分の状態を記入してもらいます（青字部分）。認知機能が低下した患者向けでは○での記入を多くし、下部に連絡の基準を記載しています。

症状を増悪させる可能性があること[5〜7]も考慮して、使用の効果を評価します。

2）セルフマネジメントシートとアクションプラン

　当院では、セルフマネジメントシート（図3）やアクションプランは患者ごとに作成することが多いです。訪問のたびに一緒に振り返ることで記録が習慣化されます。アクションプランは、以下について決めておきます。

①どういうときに苦しくなるか（体調変化・天候など）

②臨時受診もしくは電話で相談する基準をどこに設定するか

③休日に体調が変化した場合は、どの薬を服用・吸入するか

　増悪の早期発見には、患者ごとに異なる徴候に気づく必要があります。「いつもと違うと感じたら」という表現では不十分で、増悪の徴候を捉えられないこともあります。記録を見ながら小さな変化（乾性咳嗽の出現や胸の重さなど）に気づけるよう支援します。

　また病状が進行し、これまでの流量では不十分な場合も、記録を見ることで気づくことができます。

①行った項目にチェックを入れるだけのもの

自主トレチェック表

日付		4月1日	4月2日	4月3日	
①室内2周	1回目	✓	✓	✓	
	2回目	✓	✓	✓	
	3回目	✓		✓	
	4回目				
	5回目				
②立って踵上げ	10回	✓	✓		
	10回		✓		
③座って膝伸ばし	左右5回ずつ	✓	✓		
	左右5回ずつ	✓			

②SpO$_2$や脈拍を記入するタイプ（体調変化に気づきやすくなる）

自主トレチェック表

姿勢		回数	4月7日 SpO$_2$・P	4月8日 SpO$_2$・P	SpO$_2$・P	SpO$_2$・P
座位	①膝のばし	20回	98% 71	98% 75		
	②もも上げ	20回	98% 74	97% 75		
	③ストレッチ		98% 70	98% 70		
立位	①踵上げ	10回	95% 75	94% 78		
	②片脚立ち	2セット	95% 78	94% 82		
	③足踏み	20回	93% 88	93% 90		
borgスケール	息切れ		4/10	5/10		
	足の疲労		1/10	1/10		

図4 自主トレーニング表

3）運動療法・身体活動量

身体活動量の維持・向上のために、運動習慣が身に付くよう自主トレーニングを導入します。生活上必要な動作からTarget muscle（強化したい筋肉）や運動様式を選択し、継続可能な負荷・量・頻度を決めます。また歩数計を使用して記録し、普段から身体活動量の維持・向上に努めることの重要性を繰り返し説明します。記録方法は患者ごとに異なります（**図4**）。

5. 日常生活を支える他職種との連携

特に通所系サービスやヘルパーとの連携が重要です。患者ごとに異なる呼吸法や動き方、パニックコントロールやアシストユースの促し方などを詳細に伝えることで、患者も介護スタッフも安心を得られます。

ポイント！

患者はHOTを受容できているとは限らない

必ずしもHOTを受容できている患者ばかりではありません。われわれ医療者はその受容過程への伴走者となり、患者や家族が疾患と治療への理解を深め、HOTが定着するような支援を心がけます。

そのためには患者の許容範囲を見極めながら信頼関係を築き、世間話の中でも本心の見え隠れするポイントを探ります。その人が何を重視し、どのように生きていきたいかに寄り添い、主治医や多職種で協働して患者自身、そして家族も支援します。

事例

Cさん：80代男性（IPF：特発性肺線維症）

当院で訪問リハビリテーション開始時は液化酸素を使用。常時オキシマイザー3.0L/min を使用しているが、運動時低酸素血症（exercise induced desaturation；EID）が著明で SpO₂ は80％まで低下。労作時には乾性咳嗽も加わり、EID増悪。「何かしてもどうせ死ぬのだから」と、われわれの提案に否定的。

Cさんの問題点

1）著明なEID

医師の指示で流量を4.0L/minに変更し、性急な動作をしないように指導しました。

2）乾性咳嗽（労作時に増強）

LABA/LAMA吸入時に吸気刺激で咳嗽が出現し、吸入薬がほぼ吐出されてしまうため、レスピマット®からエリプタ®へデバイスを変更しました。また、気流による刺激と乾燥を防ぐため、不織布マスクを導入し、EIDが軽減しました。

LABA：長時間作用性β₂刺激薬、LAMA：長時間作用性抗コリン薬

3）入浴

最もEIDが著明になるため、入浴は1カ月に1回のみでした。そこでシャワーチェアを導入し、洗面器を置く台を作製しました。（体幹前屈角度が減り）腹部への圧迫が抑えられ呼吸困難感が軽減し、週1回の入浴が可能になりました。また、入浴時のみリザーバー付酸素マスクを導入しました。

4）濃縮器の配置

病状が進行しEIDが増悪しており、動く際に流量を変更するには液化酸素の配置が遠いようでした。安静時／労作時の流量変更を容易にするため、リモコンが使用できる濃縮器に変更しました。リモコンは歩行時5.0L/min、安静時3.0L/min、苦しいときは7.0L/minとし、苦しいときにすぐに最大流量まで上げられるように設定しました。

2. Cさんへの介入ポイント

提案に対して拒否することが多く見られたため、時間をかけて信頼関係を築き、許容範囲を探りながら対応しました。Cさんは病いを抱えながらも仕事を継続することが希望であり、「死ぬことに変わりないから何もしない」という思いは本心でないことがわかりました。

　濃縮器導入を提案した当初は強い拒否感がありましたが、繰り返し必要性を説明し、数カ月をかけて受容に至りました。「今となっては入れて良かった」と今ではわれわれの提案を受け入れてくれるようになりました。流量変更が容易な濃縮器への変更が、呼吸困難の軽減につながっています。

引用・参考文献
1) 日本呼吸ケア・リハビリテーション学会 酸素療法マニュアル作成委員会ほか編. 酸素療法マニュアル (酸素療法ガイドライン 改訂版). 東京, 日本呼吸ケア・リハビリテーション学会, 日本呼吸器学会, 2017, 144p.
2) 高尾聡ほか. 呼吸同調器使用による 6 分間歩行試験の生理学的パラメーターに対する影響. 日本呼吸ケア・リハビリテーション学会誌. 24, 2014, 263-7.
3) 柳澤幸夫ほか. 呼吸同調器の使用有無により酸素化が異なった一症例. 日本呼吸ケア・リハビリテーション学会誌. 25, 2015, 276-8.
4) 百瀬泰行. 吸入指導のポイント. 日本呼吸ケア・リハビリテーション学会誌. 25, 2015, 337-44.
5) 藤本圭作ほか. 長時間作用型気管支拡張薬にて加療中の COPD に対する短時間作用型 β_2 刺激薬の add on 効果. 日本呼吸ケア・リハビリテーション学会誌. 19, 2009, 64-70.
6) 狩野裕久ほか. COPD 患者に対する SABA アシストユースの効果は LABA の有無により異なる. 日本呼吸器学会誌. 8, 2019, 229-33.
7) 佐藤英夫ほか. 慢性閉塞性肺疾患の日常生活動作の息切れと QOL に対するプロテカロールの効果. 日本呼吸器学会誌. 47, 2009, 772-9.
8) 梅津千香子ほか. 在宅酸素療法導入患者に対する病棟看護師の退院指導：日常生活指導の実施とその関連要因. 日本地域看護学会誌. 20, 2017, 31-9.
9) 大石展ほか. 在宅酸素療法について. 医療機器学. 86, 2016, 26-9.

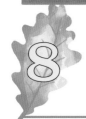

⑧ HOT で起こりやすいトラブル

公立陶生病院 臨床工学部
臨床工学技士 | 塚田さやか | Tsukada Sayaka

Introduction

HOT は患者の QOL を高めるための医療であるとされ[1]、以前のような日常生活を送るためには、安全に酸素吸入をしてもらうことが不可欠です。患者や家族に HOT の指導をする際には、酸素供給装置の取り扱いで起こりうるトラブルを未然に防ぐ方法や、万が一トラブルが発生してしまった場合の対応についても説明することが重要です。

火気に関連するトラブル

火気のトラブルは HOT を利用する患者にとって一番発生させたくないものです。酸素は**支燃性ガス**と言われ、燃焼を促進する働きをします。酸素そのものが燃えるのではなく、可燃性の物質が燃焼しているところに酸素が流入して酸素濃度が上昇すると、燃焼のスピードが速くなる性質があります。

1. 喫煙

日本産業・医療ガス協会の調査によると、HOT 患者の火災事故は 2003 年の調査開始以降では 84 件報告されています。その原因で一番多く報告されたのは「喫煙」です（図1）。タバコにライターで火をつけた瞬間、ライターの炎が大きくなる、もしくはタバコが燃え進み鼻カニュラに炎が移ると、顔面にやけどを負ってしまいます。**鼻カニュラに移った炎は導火線のようにさらに燃え進み**、家屋に炎が燃え移り、火事を引き起こします。そのため患者への禁煙の指導が必須となります。

2. 暖房器具

暖房器具による火災リスクは、どの暖房器具を使っているかによって異なります（表1）。

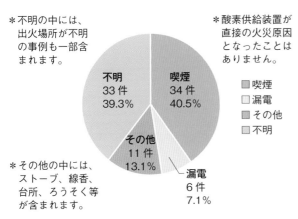

＊不明の中には、出火場所が不明の事例も一部含まれます。

＊酸素供給装置が直接の火災原因となったことはありません。

不明
33件
39.3%

喫煙
34件
40.5%

その他
11件
13.1%

漏電
6件
7.1%

■ 喫煙
□ 漏電
■ その他
□ 不明

＊その他の中には、ストーブ、線香、台所、ろうそく等が含まれます。

図1 火災事故原因別の分類（文献2より改変）
出典：一般社団法人日本産業・医療ガス協会

表1 暖房器具の種類と火災の危険性

暖房器具の種類	火災の危険性
ガスファンヒーター	あり
石油ストーブ	あり
こたつ	あり
電気ストーブ	あり
エアコン	なし
電気カーペット	なし
オイルヒーター	なし

石油ストーブ、ガスファンヒーターはガスや灯油を燃焼させて空間を温めるため、酸素吸入中に近寄ると火災を引き起こす原因となります。患者指導の際に、暖房器具は何を使用しているかを確認し、エアコンなど火を利用しない暖房器具への変更を促します。変更ができない場合は、火気を使用するタイプの暖房器具には半径2m以内に近づかないように指導します。

3．調理器具

調理器具ではガスコンロを使用する場合が火災の原因となります。安全対策としてはIHクッキングヒーターへの変更が望ましいですが、工事が不可能な場合は卓上用IHコンロやホットプレートの利用を促します。患者の中には「自分は調理をしないから関係ない」と言う人もいますが、本当に普段からまったく台所に近寄らないのか、やかんでお湯を沸かすことはないかなど、安全確認のために細かい部分まで聞く必要があります。

4．漏電

漏電とは、電気配線の被覆が剥がれ、配線がむき出し状態になった部分から電気が漏れることです。漏電によって可燃物に引火した場合、酸素機器が近くにあることで燃焼のスピードが増し、火事になってしまいます。漏電を防ぐためには、酸素機器は延長コードを使用しない、水回りの近くに設置しない、機器の清掃（埃を払うなど）をこまめに行うことが重要です。

5．火気トラブルを避けるための工夫

ほかにも、仏壇の線香やろうそくなど身近なところに火気はあります。火気トラブルを起こさないためには、酸素吸入中は火を使用しない・火に近づかないことを患者に指導することが重要です。万が一、火災が起きてしまった場合に備え、火気を認識すると機械が自動的に電源

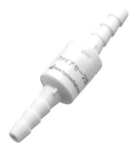

図2 延焼防止コネクター
（ファイアセーフⅡ）

写真提供／大陽日酸

を遮断する<u>延焼防止機能</u>を搭載した酸素濃縮装置を使用することで、被害を最小限に抑えることもできます。

　また酸素供給源と鼻カニュラなど吸入デバイスの間に接続する**コネクター**（ファイアセーフⅡ、**図2**）を使用すると、カニュラに引火した場合に酸素の流れを遮断し、チューブの燃焼を最小限にすることができます。HOT を安全に行うためには、使用する患者や家族の理解力を判断し、必要に応じて事故を未然に防ぐための機能や製品を活用することも必要です。

酸素残量に関連するトラブル

　HOT の目的の一つには、患者の QOL の向上が挙げられています[1]。趣味や生活習慣、社会活動を続けるためには、患者に合った酸素供給装置の提供が必要です。自宅内であれば、酸素濃縮装置や液体酸素供給装置の親器など、酸素供給時間を長く確保できる装置を選択しますが、外出時は酸素ボンベや携帯型酸素濃縮装置など使用時間に限りがあるものを使用するため、使用可能時間についての理解が不足していると、出先で酸素が途絶えてしまうトラブルが発生します。

1. 酸素ボンベの使用可能時間を左右する因子

　酸素ボンベの使用可能時間を左右する因子として、次の 4 つが挙げられます。

1）ボンベの内容量

　ボンベの内容量は、ボンベの側面に記載されている「V2.8」などの数値で確認します（**図3**）。数字が大きいほど内容量は多く、使用可能時間は長くなりますが、ボンベの大きさや重量も増えてしまいます。

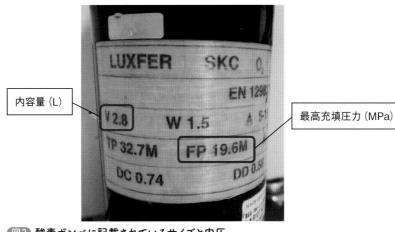

内容量（L）

最高充填圧力（MPa）

図3 酸素ボンベに記載されているサイズと内圧

2）ボンベの内圧

　内圧とは、ボンベに酸素を充填する際のボンベ内の圧力です。ボンベの側面には「FP 14.7M」もしくは「FP 19.6M」と記載があります（**図3**）。これが**最高充填圧力**で、単位は MPa です。数値が大きい方が最高充填圧力が高く、使用可能時間は長くなります。

3）呼吸同調装置の種類

　呼吸同調装置とは患者の吸気に合わせて酸素を吐出させる装置です。呼吸同調装置には、吸気努力を認識する感度や追従する呼吸回数、吐出量、吐出時間などさまざまな性能があります。連続流量で投与する場合と比較すると使用時間は 2～4 倍長くなります。

4）患者の呼吸回数

　患者の呼吸回数が多いほど酸素ボンベの使用可能時間は短くなります。メーカーが作成しているボンベ使用時間の換算表より実測が短い場合は、患者の呼吸回数が影響している可能性があります。

2. 外出先でのトラブルを防ぐための指導のポイント

　酸素ボンベ使用中の酸素残量に関するトラブルを未然に防ぐには、前述した 4 点を考慮し、患者に見合ったボンベのサイズや呼吸同調装置の種類を選択することがポイントです。コロナ禍では屋外でのリハビリや外食・旅行などに気軽に行きにくい状況ではありますが、外出時間が短い場合は小型の酸素ボンベで身軽に、外出時間が長い場合は余裕をもって大きめのサイズのボンベを使用することを提案します。そして万が一のことを考え、長時間の移動時には予備のボンベを持って外出するよう指導します。

　携帯型酸素濃縮装置は持ち運び可能な酸素濃縮装置で、多くのメーカーから販売されています。そのほとんどが AC アダプター、DC アダプター、バッテリーの 3 電源式となっており、

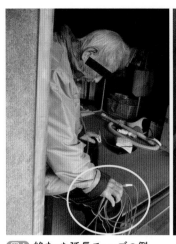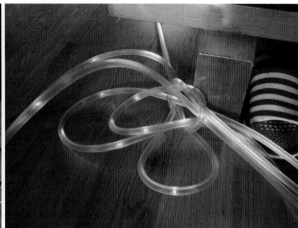

図4 絡まった延長チューブの例

車や新幹線内でも電源が確保できれば長時間移動することが可能です。電源が確保できない場合は、バッテリーの使用可能時間を考慮して行動するように指導します。しかし携帯型酸素濃縮装置は、据え置きの酸素濃縮装置と比較すると機器トラブルが起こりやすいため、酸素吸入ができない状況に陥った場合に、患者が冷静に対応できるかどうかも評価することが必要です。

使用環境に関連するトラブル

　HOT を安全に使用するためには、療養環境を把握することが大切です。療養環境と言ってもさまざまで、自宅以外に職場なども把握する必要があります。

1. 自宅での確認ポイント

　自宅で確認が必要な場所は①機器の設置場所、②トイレ・風呂場などとの移動距離、③日中に過ごす場所です。筆者が経験したトラブルでは、移動距離が長すぎて延長チューブが途中で絡まり、酸素吸入ができなかったという事例がありました（**図4**）。ほかには機器の設置場所が居間と離れすぎていて労作時に酸素流量を変更できず、SpO_2 が低下したまま労作していたなどの事例があります。

　酸素濃縮装置の中には最大 20 メートルまでチューブを延長できる機種もありますが、実際の移動距離に配慮し、延長チューブは長すぎない程度で使用した方が安全です。また、酸素濃縮装置の設置場所にも注意が必要です。人目が気になるからと身近な場所から離すのではなく、利便性に配慮した設置場所を提案します。

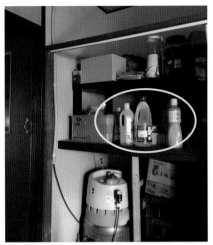

図5 液体酸素の上の棚に調理用油が置かれていた事例

2. 職場での確認ポイント

　職場はわれわれ医療者からは目が届きにくく、確認不足となってしまいがちです。筆者が経験したのは飲食店で働く患者の事例です。飲食店の店主だった患者は数年にわたって酸素吸入をしながら調理していました。店舗兼住宅で暮らしていたため、1階の店舗に液体酸素が設置され、その上に調理用の油が置かれていました（**図5**）。幸い事故には至りませんでしたが、この患者がHOTを開始した時点では医療者による自宅環境の確認が行われておらず、定期外来受診時の看護外来による介入もなかったため職場環境まで把握できなかった事例です。

　酸素吸入しながら社会活動を続けるためには職場環境を整えることが重要です。火気を使う職場だけでなく、携帯型酸素濃縮装置を使用する場合は、職場での充電が可能か、ボンベのストックを職場に持ち込んでよいかなど患者自らが職場に確認・交渉することも必要となります。

引用・参考文献
1）　日本呼吸ケア・リハビリテーション学会 酸素療法マニュアル作成委員会ほか編. 酸素療法マニュアル（酸素療法ガイドライン 改訂版）. 東京，日本呼吸ケア・リハビリテーション学会，日本呼吸器学会，2017，67.
2）　一般社団法人 日本産業・医療ガス協会 在宅酸素部会. 在宅酸素療法を実施している患者居宅で発生した火災による重篤な健康被害の事例. https://www.jimga.or.jp/files/page/hot/oyakudachi/HHN_jiko.pdf（2021年9月8日閲覧）

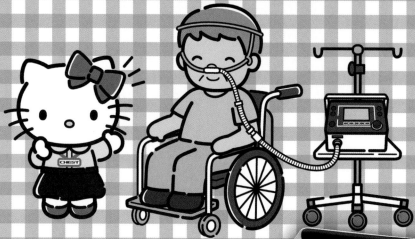
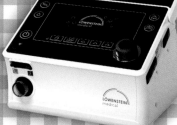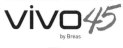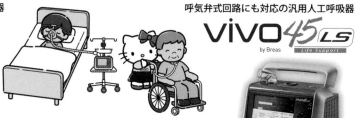
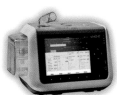

4章

HOT患者の
アドヒアランス支援
がわかる

1 アドヒアランス支援

高槻赤十字病院 看護部　慢性疾患看護専門看護師 ｜ 今戸美奈子 ｜ Imado Minako

Introduction

　アドヒアランス（adherence）は、医療者の提案する治療や療養法について、患者が同意し、その通りに実行する度合いという意味で用いられます[1]。ここでは、HOTのアドヒアランスを適切に捉え、支援していく方法について考えます。HOT患者が医療者の「指示を守る」ようにするためではなく、患者が自分の病気の管理に責任を持ち、HOTについて医療者と積極的に話し合い、「一緒に決めて実行、継続する」ことを目指した支援です。

HOTのアドヒアランスの特徴を知ろう

1. 酸素吸入を処方通り行うことの難しさ

　HOTは、処方された酸素流量や時間をきちんと守ることで、生命予後の改善などの効果が得られる治療です。HOT患者のうち、酸素吸入を概ね処方通りに使用している人は45〜70%と報告されています[2〜4]。日本の在宅呼吸ケア白書では、「携帯用酸素が重たい」ことや「人目が気になる」などの理由で、外出時には酸素吸入をしない人も存在することが示されています[5]。外来でも「病院に来るときは酸素を吸うけど、買い物に行くときは、近所の人に見られるのが嫌で酸素を使っていない」などと聞くこともあります。これらの内容は、日常生活で酸素吸入を処方通りに行うことは決して容易なことではない、という実状を示しています。私たち医療者は、患者がHOTを日々行っていくことの難しさを十分に理解した上で接することが必要です。

2. 日々変化するもの

　HOT患者は、酸素吸入によるライフスタイルの変化や身体的制限に適応しようとしながら、一方で酸素吸入に依存することによる自尊心の低下や葛藤を感じるという体験をしています[6]。

おそらく、その時々の適応しようとする思いと葛藤の強さにより、酸素吸入に対する行動は変わることが想像されます。酸素吸入をどの程度行うかは、そのときの患者の状況や体験に応じて変化していく動的なプロセスとして捉えることが大切です。

3. 「部分的な」アドヒアランス

前述の患者のように、酸素吸入をある場面では処方通りに行っているが、別の場面では行っていないという状況は、実際によくあります。酸素吸入を行っていない一場面だけを捉えて「アドヒアランスが低い」と判断して接すると、患者が適切に酸素吸入を行っている部分までも否定してしまうことになりかねません。「部分的な」アドヒアランスも正しくとらえることが必要です。

4. アドヒアランスの低下：意図的なものとそうでないもの

服薬支援の領域では、低いアドヒアランスのタイプとして、意図的なもの（intentional）と非意図的なもの（unintentional）が示されています[7, 8]。HOT に応用すると、酸素吸入を行おうとしても、カニュラの装着を忘れてしまったり、携帯用酸素ボンベの操作や交換が上手にできなかったりする場合、明確な意図はなくてもアドヒアランスの低下が起こります。一方で、酸素吸入の必要性や処方流量などを理解し、操作も問題なくできるものの、さまざまな理由で「意図的に」酸素を吸わない、流量を増減するなどのアドヒアランスの低下もあります。酸素吸入を行っていない場合の背景にある理由は、その後の支援の手がかりとなります。

HOT のアドヒアランスに影響する要因を理解しよう

HOT のアドヒアランスには多くの要因が影響しています。世界保健機関（WHO）が示すアドヒアランスに影響する5つの要因（表1）[1] から、HOT のアドヒアランスに影響する要因について理解しておきましょう。

1. 社会的／経済的要因

治療に関する費用や医療機関へのアクセス、ソーシャルサポートなどがアドヒアランスに影響します。日本では HOT は医療保険が適用されますが、自己負担額の大きさを理由に HOT 継続を困難に感じる患者も存在します。また、HOT は医師の定期診察が必要となりますので、医療機関への通院や訪問診療など、医療へのアクセスのしやすさも影響します。

表1 アドヒアランスに影響する要因（文献1、8より作成）

1. 社会的／経済的要因	・治療にかかる費用 ・医療機関へのアクセス ・ソーシャルサポート
2. 治療に関連する要因	・治療期間 ・治療の複雑さ ・以前の治療の経験 ・治療の変更の頻度 ・副作用 ・症状や病気の改善のスピード
3. 病態に関連する要因	・病気の期間 ・症状の重症度や頻度 ・治療への反応、症状の改善の程度
4. 医療ケアシステムに関連する要因	・患者―医療者のコミュニケーションまたはパートナーシップ ・ケアの継続性 ・相談に要する時間 ・フォローアップ
5. 患者の個人的特性に関連する要因	・リテラシー（識字能力） ・ヘルスリテラシー（健康情報を活用する能力） ・病気や治療の知識 ・不信感 ・認知機能 ・治療や病気に関する信念 ・動機 ・自信、自己効力感 ・忘れやすさ

2. 治療に関連する要因

　治療の期間や内容の複雑さ、以前の治療経験、副作用、症状や病気の改善のスピードなどが含まれます。HOTの場合、カニュラや機器を装着することへの抵抗感、酸素ボンベの重さ、活動が制限されること、鼻腔乾燥や鼻水などの酸素吸入の副作用、外見が変化することへの不快感などがアドヒアランスの低下に影響します[2, 3]。また、ポータブル酸素機器の使用可能時間が、患者の希望よりも短く、屋外での活動を制限している[9]という報告もあり、酸素機器の使いやすさもHOTの継続に影響します。

3. 病態に関連する要因

　疾患の重症度や症状の頻度など、その時々の患者の体調はアドヒアランスに影響します。アドヒアランスの低下に関連する要因としては、室内気でも高めのPaO_2が保たれていること（労作時のみ酸素吸入が処方されている患者など）や、ADL・活動性が低いことなどが報告されています[10]。

4. 医療ケアシステムに関連する要因

患者と医療者のコミュニケーションやパートナーシップは、アドヒアランスにおいて特に重要です。コミュニケーションの不足は、アドヒアランスの低さと関連します[10]。ケアの継続性やフォローアップの体制も、HOT の継続には重要な因子です。

5. 患者の個人的特性に関連する要因

ヘルスリテラシー、病気や治療に関する知識・信念、認知機能、動機、自己効力感、忘れやすさなどが含まれます。HOT のアドヒアランスの低さには、ヘルスリテラシーの低さ、HOTの効果とリスクについての誤解、喫煙、酸素機器の扱いに対する不安、公の場で使用することへの恥ずかしさやスティグマの知覚、HOT から感じる恩恵の少なさ、酸素吸入に依存する恐怖[2,10] など、非常に多くの要因があります。また、近年の HOT 患者の 70.4% は 75 歳以上の高齢者であり[11]、認知機能や操作・運動機能の状態もアドヒアランスに大きく影響します。

HOT のアドヒアランスを高める支援を考えよう

医療者は、患者のアドヒアランスを阻害している因子をアセスメントし、その因子を乗り越える方策を患者と一緒に考えていきます。その際の要点について以下に解説します。

1. 患者が安心と感じる関係性や雰囲気の形成

アドヒアランスの支援を行う場合、まずは患者に HOT の使用状況を教えてもらわなくてはなりません。特に、患者が意図的に酸素吸入を行っていない場合は、自ら申告せずに隠してしまうこともあります。どのようなアドヒアランスの状況であっても、患者が罪悪感を抱かずに、安心して実際のありのままの生活を話すことができるような関係性や温かな雰囲気を作ることが基盤となります。

2. アセスメント

アセスメントの視点としては、大きく分けて次の2点があります。
①酸素吸入を実際にどの程度、処方通りに実行しているか
② HOT のアドヒアランスに影響する要因の有無と程度

①に関しては、自己報告、酸素濃縮装置の使用時間や酸素ボンベの使用量データ、その両者の組み合わせなどにより評価することができますが、まずは患者に HOT を使った生活の状況について、自由に語ってもらうとよいでしょう。日々の生活の体験を語ってもらう中で、酸素

吸入をうまく行えている部分と、難しい部分を共有していきます。酸素吸入が難しい部分に関しては、どのようなことが障壁となっているのか、②の視点でアセスメントを進めていきます。

3. 目標設定

アセスメントの内容をもとに、支援が必要な部分を明らかにし、現実的に達成可能な部分から目標を設定します。アドヒアランスが良い場合は、その状態を保つことを目標とします。

4. アドヒアランスを高めるための支援方法

アドヒアランスが低下している要因に応じて、以下の支援を組み合わせて行います。

1）教育

HOT導入時は心理的な衝撃も大きいことが多く、病状やHOTについて十分な理解が進んでいない場合があります。酸素療法の副作用や依存への恐怖など、患者が懸念している内容に関して、継続的にかつ繰り返し、個々の患者に応じた方法で知識を提供し、理解が深まるよう支援します。

2）酸素機器の選択と日常生活における習慣化の工夫

HOT機器の操作がうまくできない場合は、可能な限り簡素化した方法や機器を選択し、操作内容を示したタグや、操作の順序を示すシールを付けるなどの工夫をします。また、労作時に酸素流量の切り替えを忘れるといった場合には、リモコンなども用いて、どのような習慣であれば忘れずにできそうかを一緒に考え、患者自身で具体策を編み出していくことを支援します。

3）医療者との関係形成への支援

医師などとのコミュニケーション不足から、HOTの必要性に納得できていないなどの状況がアドヒアランスに影響を与えている場合もあります。そのような状況を捉えた医療者は、患者に自身の思いや考えを伝えてもよいことを説明し、必要に応じて患者の思いを代弁し、うまくコミュニケーションや関係が築けるように橋渡しを行います。

4）行動変容の促進

行動変容へのアプローチはさまざまな方法ありますが、HOTの適切な行動を促すものとして以下の3つを紹介します。

• **意思決定を共有する**

患者がHOTを試行錯誤しながら行う中で、処方とは異なる「自己流」になる場合があります。その「自己流」がリスクを伴うような場合は、理由を適切に伝え、酸素吸入に関する利益とリスク、患者の生活や好みに応じた対処方法などの情報や選択肢を提供し、一緒によりよい行動への意思決定を行います。

- **・HOT の価値を捉え直す**

　　HOT を導入することで自分らしい生活を失う、制限されるという思いは、HOT に取り組む意欲を低下させます。HOT により新たに得られる生活をイメージし、価値あるものと捉えることで、積極的に HOT に取り組むことを促します。

- **・自己効力感を高める**

　　HOT を使うことへの自信は、アドヒアランスと関連します[12]。HOT に関してうまくできていることは成功体験として捉え、ほかの HOT 患者がうまく行っている状況を共有したり（代理的経験）、言語的な励まし、酸素吸入による生理的状態をモニタリングしてその効果に気づくなどの方略により、自己効力感が高まるよう支援します。

5）在宅の環境と支援体制の調整

　　日常生活の中で HOT を継続していく上で、在宅でよりうまく実行できるような環境調整や、患者の状況に応じて、家族への教育、訪問看護などの支援体制を整えていきます。

5. アドヒアランスを維持する支援

　　HOT 導入初期のアドヒアランスは、その後の中長期的なアドヒアランスにも影響します[12]。アドヒアランスが高い患者に対しても、その患者の取り組みを支持し、適切なフィードバックを行うことで、維持できるように支援することが大切です。

引用・参考文献

1) World Health Organization. Adherence to long-term therapies, evidence for action. Geneva, Switzerland, 2003, 3-5.
2) Cullen, DL. Long term oxygen therapy adherence and COPD: what we don't know. Chronic Respir Dis. 3, 2006, 217–22.
3) Katsenos, S. et al. Long-term oxygen therapy in COPD: factors affecting and ways of improving patient compliance. Pulm Med. 2011, 325362.
4) Gauthier, A. et al. Adherence to long-term oxygen therapy in patients with chronic obstructive pulmonary disease. Chron Respir Dis. 16, 2019, 1-9.
5) 日本呼吸器学会 肺生理専門委員会 在宅呼吸ケア白書ワーキンググループ 編. 在宅呼吸ケア白書 2010. 大阪, メディカルレビュー社, 2010, 83.
6) Cullen, DL. et al. Long-term oxygen therapy: review from the patients' perspective. Chron Respir Dis. 6(3), 2009, 141-7.
7) Cochrane, GM. et al. Compliance in asthma. Respir Med. 93, 1999, 763-9.
8) George, M. Adherence in asthma and COPD: New Strategies for an old problem. Respir Care. 63(6), 2018, 818-31.
9) Jacobs, SS. et al. Patient perceptions of the adequacy of supplemental oxygen therapy. Results of the American Thoracic Society Nursing Assembly oxygen working group survey. Ann Am Thorac Soc. 15(1), 2018, 24-32.
10) Lacasse, Y. et al. Home oxygen in chronic obstructive pulmonary disease. Am J Respir Crit Care Med. 197(10), 2018, 1254-64.
11) 厚生労働省. 令和元年度社会医療診療行為別統計. https://www.e-stat.go.jp/stat-search/files?page=1&toukei=00450048&tstat=000001029602.（2021-5-10 閲覧）
12) Moy, ML. et al. Characteristics at the time of oxygen initiation associated with its adherence: Findings from the COPD long-term oxygen treatment trial. Respir Med. 149. 2019, 52-8.

② セルフマネジメント支援

順天堂大学大学院 医療看護学研究科 先任准教授 ｜ 若林律子 ｜ Wakabayashi Ritsuko

Introduction

HOT患者のセルフマネジメント支援では、患者が効果的かつ安全に酸素療法を実施し、日常生活を維持、向上させていくことが目標になります。医療者からの一方的な知識の伝達にならないよう、患者とコミュニケーションをとりながら、患者自身が実行できるセルフマネジメントを支援していくことが重要です。

HOT患者のセルフマネジメント支援

慢性呼吸器疾患患者のセルフマネジメント支援は、呼吸リハビリテーションの重要な構成要素の一つとして位置づけられており、「健康障害を持つ人が、疾患に関する知識を得るだけではなく、多様な価値観に基づいた達成目標や行動計画を医療者と協働しながら作成し、問題解決のスキルを高め、自信をつけることで健康を維持、増進するための行動変容をもたらす支援である」と定義されています[1]。米国胸部疾患学会によると、最適なHOTを提供するためには図1のような項目が必要とされています[2]。

HOT患者では、疾患のセルフマネジメント支援に加え、機器を操作するためのセルフマネジメント支援も必要となります。ここでは、機器のメンテナンス／安全の確保／酸素流量／問題への対処方法の4つのセルフマネジメント支援について解説します。

機器のメンテナンスにおけるセルフマネジメント支援

現在、HOTにはさまざまな機器、インターフェイスが用いられています（2章参照）。セルフマネジメント支援は、実際に使用する機器やインターフェイスを用いて、患者と一緒にメンテナンスを実施しながら行うのが望ましいとされています[3]。一緒に行うことで患者の抱える問題をアセスメントすることができます。

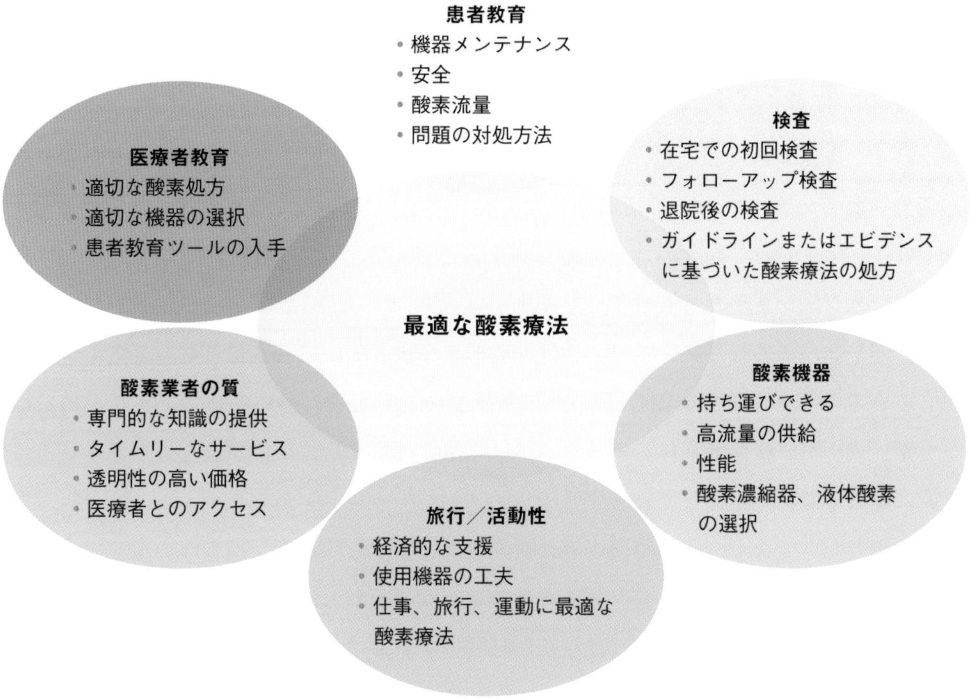

患者教育
- 機器メンテナンス
- 安全
- 酸素流量
- 問題の対処方法

医療者教育
- 適切な酸素処方
- 適切な機器の選択
- 患者教育ツールの入手

検査
- 在宅での初回検査
- フォローアップ検査
- 退院後の検査
- ガイドラインまたはエビデンスに基づいた酸素療法の処方

最適な酸素療法

酸素業者の質
- 専門的な知識の提供
- タイムリーなサービス
- 透明性の高い価格
- 医療者とのアクセス

酸素機器
- 持ち運びできる
- 高流量の供給
- 性能
- 酸素濃縮器、液体酸素の選択

旅行／活動性
- 経済的な支援
- 使用機器の工夫
- 仕事、旅行、運動に最適な酸素療法

図1 **最適な酸素療法**（文献 2 より改変）

表1 **患者のアドヒアランスに影響を与える因子**（文献 4 より改変）

疾患に関わる因子	個人や家族に関わる因子
• 疾患の重症度 • 治療の複雑さ • 薬物治療の使用状況	• 年齢、人種、収入など人口統計学的因子 • 患者、家族の役割、機能 • 認知機能

　また、HOT を継続していくアドヒアランスに影響する因子としては 表1 で示した項目が挙げられています[4]。これらの因子に何らかの問題が生じている場合や、変化が生じた場合には、患者自身でセルフマネジメントを継続できなくなっている可能性があります。患者だけでなく、家族も機器のメンテナンスができるよう支援する必要があります。

　患者の重症度が悪化したり、認知機能が低下していないか定期的に評価を行い、患者自身がセルフマネジメントを継続できるのか繰り返しアセスメントします。セルフマネジメントを継続するためには、初回だけではなく定期的な評価とフォローアップが必要です。

安全の確保のためのセルフマネジメント支援

1. 火災を起こさないために

　日本産業・医療ガス協会では、HOT 実施中の火災により死亡または重症となった患者の事例が報告されています[5]。HOT 患者が火災を起こす原因にタバコによる引火があります。実際に HOT を行っていてもタバコをやめられない患者がいることが報告されており[6, 7]、禁煙のセルフマネジメントがとても重要になります。

　近年、電子タバコの普及によって、慢性呼吸器疾患患者の中にも禁煙と称して電子タバコに変更している患者もいます。HOT 機器への電子タバコの影響については、いまだ不明ではありますが、カナダの研究者らは、電子タバコは高温で加熱するため、酸素を近づけることにより火災に至る可能性を指摘しています[8]。

　また、患者だけでなく、家族や同居者の喫煙状況を確認し、患者が煙のない環境で過ごすことができるのかをアセスメントし、必要な調整を行うことも大切な支援となります。

　タバコ以外にも火気の取り扱いには注意が必要です。前述の日本産業・医療ガス協会のホームページでは、HOT を行っている患者がどのような点に注意したらよいかを動画で学べるコンテンツが掲載されています。酸素は支燃性があるため、コンロやマッチなどを使用する場合にも注意が必要です。患者が日常生活の中でどのようなときに火を使うことがあるのか、患者と一緒に確認し、セルフマネジメントできるよう支援します。

2. 機器トラブルへの対応

　HOT 機器や携帯用酸素ボンベによって起こる事故もあります[9]。起こりやすいトラブルをあらかじめ患者と確認し、対応方法を一緒に検討しておきます。具体的には 3 章 8 のトラブルシューティングを参照してください（→ p.102）。トラブルが起きたときや困った場合の連絡先を確認し、わかりやすいところに掲示しておくことも重要です。

酸素流量に関するセルフマネジメント支援

　HOT では、医師の処方によって酸素流量が決められています。患者自身がその必要性を理解し、治療に参加できるよう支援していくことがポイントです。

　息が苦しいときなどに自己判断で酸素流量を増やしてしまう患者もいます。『在宅呼吸ケア白書 2010』では、HOT を始めてから改善された点としては「呼吸困難や息切れが楽になった」と回答している患者が 85％にのぼると報告されています[10]。このような効果は患者にとって

表2 CO_2 ナルコーシスの症状

主な症状	意識障害、高度の呼吸性アシドーシス、自発呼吸の減弱
初期の症状	呼吸促迫、頻脈、発汗、頭痛、羽ばたき振戦などの神経症状
進行した場合の症状	傾眠、昏睡、縮瞳、乳頭浮腫など

非常に良いことである一方、HOT で呼吸が楽になることを体験した患者は、苦しいときは流量を上げればよいと認識してしまうことが少なくありません。酸素流量は呼吸困難感に基づいて処方されているのではなく、血液ガスデータや労作時の酸素飽和度などのデータに基づいて処方されていることを理解してもらうことが必要です。

　酸素流量を増やすことで起こる合併症として、CO_2 ナルコーシスがあります[9]。CO_2 ナルコーシスを早期に発見、対処するためにも CO_2 ナルコーシスを起こしやすい患者かどうかをアセスメントし、CO_2 ナルコーシスの症状（表2）を患者や家族、同居人と確認しておく必要があります。特に主症状として挙げられている意識障害の場合は、患者自身では対応できない状況となる可能性があるため、家族や同居人を含めたセルフマネジメント支援を行います。

問題解決につなげるためのセルフマネジメント支援

　米国の調査では、HOT を行っている患者の 50% 以上が何らかの問題を抱えていることが報告されています[11]。その問題の多くは機器に関するもので、原因としては「患者中心の HOT となっていない」ことが指摘されています。

　実際に HOT が導入された患者に十分な説明をせずに機器を渡すだけになってしまっている場合があります。このような場合、患者自身が機器に関する知識やメンテナンスの技術を十分習得できていなかったり、HOT を治療の一環として捉えられず、疾患のマネジメントを含めた患者の健康や生活を改善・維持するための患者中心のセルフマネジメント支援が実施されない状況となってしまっている可能性があります。

　HOT を継続していく上では、患者自身が機器に関する問題を自分自身で解決し、セルフマネジメントできるよう、機器の説明を行うこと、HOT を何のために行うのかを説明すること、起こりうる問題に対処できるようアクションプランを作成し確認しておくことが重要となります。

　患者のアドヒアランスを改善するには、患者と医療者が十分にコミュニケーションをとることが有効と言われています[12]。アクションプランを作成するときには、患者とよく話し合い、起こりうる問題を予測して確認しながら一緒に計画を立てることが重要です。

　HOT 導入後、可能であれば居宅を訪問してアクションプランを作成することをお勧めしま

す。患者の喫煙状況や機器のメンテナンス状況、設置場所、チューブの長さなどを確認することができます[13]。在宅でのセルフマネジメント状況を知ることで、より具体的に問題を予測することができ、患者や家族と協働で「実行可能な計画」を立てることができます。さらに、患者が HOT を継続できるよう、実行できている内容についてはフィードバックをするなど、自己効力感を高める支援をしていくことも重要なケアとなります。

引用・参考文献

1) 植木 純ほか. 呼吸リハビリテーションに関するステートメント. 日本呼吸ケア・リハビリテーション学会誌. 27 (2), 2018, 95-114.
2) Jacobs, SS. et al. Optimizing Home Oxygen Therapy. An Official American Thoracic Society Workshop Report. Ann Am Thorac Soc. 15 (12), 2018, 1369-81.
3) Jacobs, SS. et al. Home Oxygen Therapy for Adults with Chronic Lung Disease. An Official American Thoracic Society Clinical Practice Guideline. Am J Respir Crit Care Med. 202(10), 2020, e121-41.
4) Cullen, DL. Long term oxygen therapy adherence and COPD: what we don't know. Chron Respir Dis. 3 (4), 2006, 217-22.
5) 一般社団法人日本産業・医療ガス協会. 在宅酸素療法について. https://www.jimga.or.jp/hot/ (2021 年 5 月 12 日閲覧)
6) Muehlberger, T. et al. Domiciliary oxygen and smoking: an explosive combination. Burns. 24 (7), 1998, 658-60.
7) Lacasse Y. et al. Got a match? Home oxygen therapy in current smokers. Thorax. 61 (5), 2006, 374-5.
8) Lacasse Y. et al. E-cigarette use in patients receiving home oxygen therapy. Can Respir J. 22 (2). 2015, 83-5.
9) 日本呼吸ケア・リハビリテーション学会 酸素療法マニュアル作成委員会ほか編. 酸素療法マニュアル (酸素療法ガイドライン 改訂版). 東京, 日本呼吸ケア・リハビリテーション学会, 日本呼吸器学会, 2017, 144p.
10) 日本呼吸器学会 肺生理専門委員会 在宅呼吸ケア白書ワーキンググループ 編. 在宅呼吸ケア白書 2010. 大阪, メディカルレビュー社, 2010, 98p.
11) Jacobs, SS. et al. Patient Perceptions of the Adequacy of Supplemental Oxygen Therapy. Results of the American Thoracic Society Nursing Assembly Oxygen Working Group Survey. Ann Am Thorac Soc. 15 (1), 2018, 24-32.
12) Katsenos, S. et al. Long-Term Oxygen Therapy in COPD: Factors Affecting and Ways of Improving Patient Compliance. Pulm Med. 2011, 325362.
13) Godoy, I. et al. The importance of knowing the home conditions of patients receiving long-term oxygen therapy. Int J Chron Obstruct Pulmon Dis. 7, 2012, 421-5.

（解説動画）

はびきの呼吸器看護専門外来での患者指導の実際

大阪はびきの医療センター 呼吸ケアセンター
副センター長／慢性疾患看護専門看護師 ｜ 竹川幸恵 ｜ Takekawa Yukie

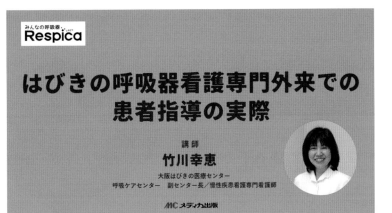

講義内容（約20分）		
HOT 導入後の初回看護専門外来でのかかわり （患者さん：70 歳男性　COPD Ⅲ期）		
Chapter ①	パートナーシップの構築	
Chapter ②	アドヒアランスに影響する要因の理解	
Chapter ③	アドヒアランス・セルフマネジメント向上への支援	

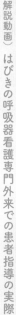

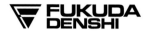

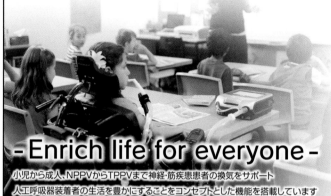
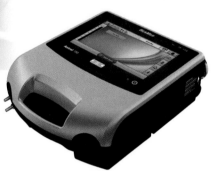
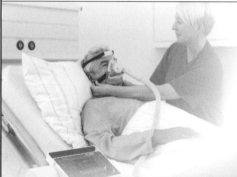

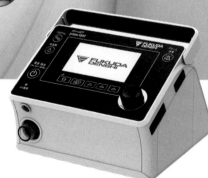

5章

HOT患者の
終末期ケア・
ACPがわかる

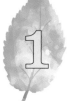

1 終末期医療

独立行政法人国立病院機構 近畿中央呼吸器センター
心療内科 医長 | 松田能宣 | Matsuda Yoshinobu

Introduction

在宅酸素療法（home oxygen therapy；HOT）が必要になる患者の基礎疾患は多岐にわたりますが、本稿は筆者の専門領域である、がんおよび非がん性呼吸器疾患を対象とした緩和ケアのエビデンスと臨床実践に基づいた記載になっています。ただし、多くの内容については疾患に限らず共有する部分も多いと思われます。また、終末期の多様な症状のすべてに言及することは難しいため、代表的な3つの症状について取り上げ、その緩和ケアにおける考え方と対応について解説します。

呼吸困難への対処

呼吸困難はさまざまなことが原因で起こりますが、低酸素血症もその原因の1つであり、その対処方法としてHOTが行われることが多くあります。終末期のHOT患者に呼吸困難を認めた場合には、まずは原疾患に対する標準的な治療をしっかりと行うことが重要です。例えば、慢性閉塞性肺疾患（COPD）患者であれば、気管支拡張薬の吸入や呼吸リハビリテーションなどが標準治療に含まれます。また、呼吸困難の原因が気胸であれば、胸腔ドレナージが有効でしょうし、細菌性肺炎が原因であれば、抗菌薬治療が有効かもしれません。

こういった標準的な治療を十分に行っても改善しない場合の選択肢として、オピオイド（医療用麻薬）を使用することもあります。オピオイドの中で、呼吸困難の症状改善効果に最もエビデンスがあるのはモルヒネです。ただし最近の臨床試験の結果では、モルヒネの呼吸困難改善効果がプラセボ（偽薬）と変わらなかったことが報告されています[1~3]。また、モルヒネで呼吸困難改善効果が得られる患者は4割程度と報告されていることから[4]、数日投与しても効果がない場合には中止し、漫然と投与しないことが重要です。

具体的な投与方法については、モルヒネ10mg/day以下から開始し、効果がなければ漸増しますが、最大投与量は30mg/dayまでにしておくのがよいと思われます。使用するモルヒ

ネについては、一部のモルヒネ（**MS コンチン**®、**オプソ**® など）の添付文書の効能・効果は「激しい疼痛を伴う各種がんにおける鎮痛」となっているため注意が必要です。一方、オプソ®以外のモルヒネ塩酸塩などの効能・効果には「激しい咳嗽発作における鎮咳」とがんに限らない効能・効果が記載されているため、非がん性疾患で HOT を使用している患者にも使用が可能です。

モルヒネ塩酸塩を定期で使用する場合は 1 回 3mg、1 日 4 回（計 12mg/day）を目安に使用します[5]。また、死亡直前期になると内服が困難になることも多いため、そのような場合には持続静脈・皮下注射を行います。投与量については 0.25mg/h 程度から開始し、呼吸困難の程度・呼吸回数・意識レベルを確認しながら漸増していきます[6]。

モルヒネのみで呼吸困難の改善が得られない場合には、呼吸困難の緩和を意図して**ミダゾラム**の持続静脈・皮下注射を併用することもあります。投与量については 0.25mg/h から開始し、効果が十分でなければ 0.5mg/h まで増量します。なお、治療抵抗性の症状に対する持続的な鎮静を意図してミダゾラムを投与する場合には、患者・家族・医療者でその妥当性をしっかり話し合ったうえで行います。

抑うつ・不安・不眠への対処

HOT を導入する可能性のあるがん患者、慢性呼吸器疾患患者では、抑うつ・不安・不眠といった心理的症状の頻度が高いことが報告されています。当然ですが、より病状が進行した終末期になればなるほど、ADL も低下し、さまざまな苦痛が強くなってくることから、心理的症状が出てくる可能性は高まります。

1. 抑うつ・不安

抑うつ・不安については、**呼吸リハビリテーション**の有効性が報告されており、可能であれば行うことが望ましいと考えます。心理療法については、認知行動療法やマインドフルネスなどの有効性が報告されています[7, 8]。ただ、こういった心理療法を提供できる心理専門職がいない施設も多いと思います。そのような場合には、まずは HOT 使用患者でどのような悪循環が起こっているかを理解し、それぞれの因子に対してできる範囲でアプローチすることが重要です（**図1**）。

認知再構成法では、状況、そのときの気分、自動思考（そのときに浮かんだ考え）、その考えの根拠となった事実、その考えと矛盾する事実、適応的思考（バランスの良い別の考え）、考えを変えた後の気分などについて、患者と一緒に表を埋めていく作業をします。型通りでなくても、会話の中に上記のエッセンスを織り交ぜることで、患者が思考のパターンを変える手

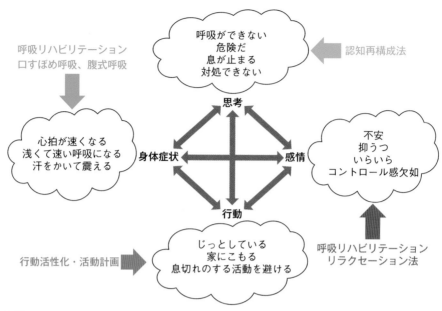

呼吸リハビリテーション
口すぼめ呼吸、腹式呼吸

認知再構成法

呼吸ができない
危険だ
息が止まる
対処できない

思考

心拍が速くなる
浅くて速い呼吸になる
汗をかいて震える

身体症状　　　　感情

不安
抑うつ
いらいら
コントロール感欠如

行動

じっとしている
家にこもる
息切れのする活動を避ける

行動活性化・活動計画

呼吸リハビリテーション
リラクセーション法

図1 認知モデル：負の連鎖と対処法

助けになることもあります。

　リラクセーション法（漸進的筋弛緩法、自律訓練法、呼吸法など）については、どの医療者も比較的簡単に指導ができるスキルですので、自身でまずは1つか2つ、習得しておくのがよいと思います。行動活性化・活動計画については、患者と相談しながら、継続可能で、できれば楽しみややりがいを伴うような活動を少しずつ増やしていくようにサポートをします。

2．不眠

　不眠に対しては、まずは睡眠衛生指導をしっかり行います。夕食後、就寝前までに緑茶やコーヒーなどを飲む習慣のある患者であれば、やめておくことをお勧めします。また、入院患者であれば、自宅の就寝時間を確認することも重要です。自宅で23時頃に就寝していた人が入院して、21時前後の消灯時間に合わせて就寝しようとして眠れず、それを不眠と認識していることをよく経験します。そのような場合には、自宅と同じ時間に就寝することをお勧めするだけで、不眠の訴えがなくなることも多いです。また、高齢患者が8時間ぐっすり眠れないことを不眠として認識していることもあります。そのような場合には、その患者の年齢の大体の生理的睡眠時間を説明するだけで安心されます。

3. 薬物療法

　薬物療法としてベンゾジアゼピン系薬については、せん妄、転倒、呼吸抑制（CO_2ナルコー

シスを含む）などの副作用のリスクが高いことから極力使用を控え、使用する場合には短期間に限定するのがよいでしょう。**睡眠薬**としては、ラメルテオン、スボレキサント、レンボレキサントのような副作用の少ない薬剤を使用するのがお勧めです。

　抗うつ薬については、うつ病と診断がつくようであれば、SSRI、SNRI、ミルタザピンといった抗うつ薬を使用することもあります。がん患者や慢性呼吸器疾患患者では**パニック発作**の頻度が高いことがわかっていますので[9, 10]、繰り返し呼吸困難発作を認める場合には、必ずパニック発作の鑑別をしておく必要があります。パニック発作を認める場合には、SSRI を用いることが多いです。

　また、食欲低下、不眠が強いうつ病の場合にはミルタザピンを用いることもあります。なお、ミルタザピンはるい痩の進んだ HOT 患者では日中の眠気が強くなることがあるため、ミルタザピン 15mg 0.25〜0.5 錠分 1 眠前から開始して、翌日の日中の眠気を確認しながら漸増していくことも多いです。

せん妄への対応

　終末期には原因疾患にかかわらず、せん妄の出現頻度が高くなります。一般的に、体についているチューブ類もせん妄の促進因子の 1 つとして挙げられており、HOT 患者には酸素チューブという促進因子が既に存在しているとも言えます。そのため、HOT 患者ではせん妄により酸素投与デバイスを外すことがよく起こります。そうなると酸素化が悪化し、呼吸困難が増強し、さらに患者が混乱してしまいます。

1. 非薬物療法

　非薬物療法は、患者への負担も少ないため、基本的なケアとして必ず行うようにします。具体的には、患者が見当識を保てるように時計やカレンダーを見えるところに配置したり、家族の写真を飾ったりします。また、睡眠覚醒リズムを保つために日中は部屋に日光が入るようにカーテンを開け、夜は薄明かりになるように部屋の照明を調整します。身体拘束についてはせん妄のリスクを上昇させるため望ましくありません。

2. 薬物療法

　薬物療法については、内服可能な場合には鎮静作用の強い抗うつ薬であるトラゾドン（12.5〜25mg から開始）、抗精神病薬であるリスペリドン（0.5〜1mg から開始）、セロクエル（12.5〜25mg から開始）などが使用されます。ただし、セロクエルについては糖尿病患者では禁忌のため、注意が必要です。

　一方、軽度のせん妄であれば漢方薬である抑肝散を併用することもあります。内服ができない患者であれば、セレネース®（1.25〜2.5mgから開始）の点滴を用いることが多いですが、鎮静作用は弱いため、十分な効果が得られないこともあります。

　過活動型せん妄により体動が激しかったり、酸素デバイスを外してしまうような状況であれば、セレネース®とベンゾジアゼピン系薬（フルニトラゼパム〈1mg〉やミダゾラム〈1〜2.5mg〉）を併用することもありますが、ベンゾジアゼピン系薬は呼吸抑制のリスクがあり、Ⅱ型呼吸不全の患者では使用を控えることが多いです。そのような場合の代替薬として、実臨床ではセレネースとヒドロキシジン（25mg）を併用して使用することもあります。また、セレネースより鎮静作用の強いクロルプロマジン（5〜10mg）を用いることもあります。できる限りの対応を行ってもせん妄のコントロールができない場合には、治療抵抗性のせん妄に対する持続鎮静も検討します。

引用・参考文献

1）　Currow, D. et al. Regular, sustained-release morphine for chronic breathlessness: a multicentre, double-blind, randomised, placebo-controlled trial. Thorax. 75(1), 2020, 50-6.
2）　Verberkt, CA. et al. Effect of sustained-release morphine for refractory breathlessness in chronic obstructive pulmonary disease on health status: a randomized clinical trial. JAMA Intern Med. 180(10), 2020, 1306-14.
3）　Kronborg-White, S. et al. Palliation of chronic breathlessness with morphine in patients with fibrotic interstitial lung disease - a randomised placebo-controlled trial. Respir Res. 21(1), 2020, 195.
4）　Currow, DC. et al. Once-daily opioids for chronic dyspnea: a dose increment and pharmacovigilance study. J Pain Symptom Manage. 42(3), 2011, 388-99.
5）　Matsuda, Y. et al. Morphine for dyspnoea in chronic obstructive pulmonary disease: a before-after efficacy study. BMJ Support Palliat Care. 2019.
6）　Matsuda, Y. et al. Low-dose morphine for dyspnea in terminally ill patients with idiopathic interstitial pneumonias. J Palliat Med. 20(8), 2017, 879-83.
7）　Ma, RC. et al. Effectiveness of cognitive behavioural therapy for chronic obstructive pulmonary disease patients: A systematic review and meta-analysis. Complement Ther Clin Pract. 38, 2020, 101071.
8）　Farver-Vestergaard, I. et al. Mindfulness-based cognitive therapy in COPD: a cluster randomised controlled trial. Eur Respir J. 51(2), 2018, 1702082.
9）　Smoller, JW. et al. Panic anxiety, dyspnea, and respiratory disease. Theoretical and clinical considerations. Am J Respir Crit Care Med. 154(1), 1996, 6-17.
10）　Shin, JA. et al. Dyspnea and panic among patients with newly diagnosed non-small cell lung cancer. J Pain Symptom Manage. 48(3), 2014, 465-70.

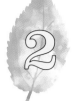

② アドバンス・ケア・プランニング（ACP）

神戸市立医療センター中央市民病院 呼吸器内科 医長 ｜ 立川 良 ｜ Tachikawa Ryo

Introduction

アドバンス・ケア・プランニング（advance care planning；ACP）とは、「患者・家族・医療従事者の対話を通じて患者の価値観を明らかにし、これからの治療・ケアの目標を明確にするプロセス」を指します[1]。将来どのようなケアがその人にとって最善となるかを、あらかじめ患者と医療者が一緒に考えておき、患者も家族も納得できるケアを提供するのが目的です。

ACP の経緯と課題

ACP が近年重視されるようになった経緯について、最初に少しお話ししておきます。終末期のケアについて患者の意向を尊重できるよう、あらかじめ文書で示しておく**事前指示**（advance directive；AD）の取り組みが米国で行われたことがありました[2]。しかし結果を見ると、実際には終末期患者の半数が、望まない心肺蘇生や人工呼吸を受けていたことがわかりました。

なぜ事前指示だけでは不十分だったのでしょう？ その理由はいくつか考えられます。

1. 実際の複雑な状況に対応できる柔軟性がない

将来、どのような状況になっていて、どのような治療選択があるのか、事前にすべて予測することはできません。患者側が病状や治療の内容を十分に理解し、事前に想定すること自体が困難ということもあります。予測できない未来に対して、する／しないで事前に一律に答えを求める、ということは難しいのです。

2. 患者がなぜその選択をしたか、周囲が理解できない

事前指示書は本人だけで作成可能です。しかし、本人がなぜそのような治療を希望するかに

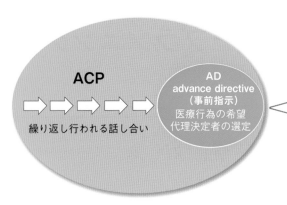

ACPと事前指示は、どちらも患者の意向を尊重した医療を行うことを目的としている点では共通しています。
しかし、事前指示は特定の医療行為に対する指示を作成するだけで完結するのに対し、ACPは繰り返す対話によってその人の考え方を理解することを重視します。
その話し合いの結果として事前指示ができることもあれば、作成されないこともあってよいわけです。

図1 ACPと事前指示の違い

ついての話し合いの土台がないと、患者の意向と家族・医療従事者が考える患者にとっての最善とが一致せず、周囲がその決定を理解できずに悩むこともあります。

3. 作成したものが活用されない

過程が共有されていないと、指示書1枚では、実効性のあるものとして扱われないことも考えられます。そもそも事前指示があること自体に周囲が気づかないこともあるでしょう。

このような反省から、単に書面を記載するだけではなく、そこに至るまでの話し合いを通じてその人の考え方を知る、ということが重視されるようになりました。本人の人生観・死生観を周囲で共有しておけば、「きっとこんなとき、あの人はこう考えるだろう」と、柔軟に意思決定をすることも可能になる、ということです。ACPの本質は、繰り返す対話のプロセスそのものにある、と理解しましょう（**図1**）。

決めなくていい、話をしよう

ACPを理解するための1つのポスターをご紹介します（**図2**）。2018年以降、厚生労働省は「人生会議」の愛称を制定し、ACPの普及に向けた取り組みを行っています。このポスターは、この運動に携わる先生が、ACPの意義を伝えるために作成されたものです。ACPが死に方だけを決めるのではなく、その人が自分らしく生きることを支えるための取り組みである、というメッセージが伝わります。そして最後にはこう書かれています。「決めなくてもいいから、いっぱい話をしよう。こんなとき、私は、あの人はどんな選択をするだろう」。結論をいたずらに急ぐのではなく、その人を知るための過程が大切である、ということがよくわかりますね。

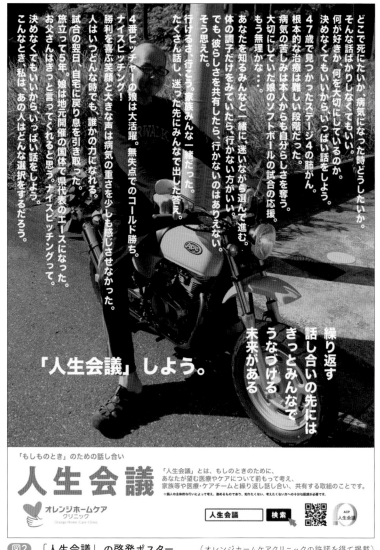

図2　「人生会議」の啓発ポスター　　（オレンジホームケアクリニックの許諾を得て掲載）

理想と現実

　ACP を取り入れた終末期ケアの理想形は、「患者、家族、医療チームが良い知らせも悪い知らせも共有し、病状を認識したうえで、本人の価値観に沿った医療・ケアを提案し、3者ともに後悔しない道を探っていくこと」です。しかし、実際の医療を振り返ってみると、「主治医と家族のみで方針が決定されており、多職種や本人（または本人の推定意思）は意思決定にかかわっていない」「悪い知らせや、今後悪化していく経緯については、医療者から語られていない」「治すこと以外の治療オプションは話し合われていない。あったとしても急変時の対応のみ」など、理想と現実は必ずしも一致しません[3]。

非がん性呼吸器疾患を対象としたデンマーク呼吸器学会の調査では、ACP の重要性や関連指針があることは認識されていても、日常的にそれを実行できている医療者はわずか3%でした[4]。**ACP が進まない理由**として挙げられたのは、「時間がない」「他職種が参加できない」「いつ始めたらよいか判断できない」で、わが国においても同様に ACP を進めるハードルになっていると思われます。「ACP が大切なことはわかるけど、人手も時間もない」が、医療現場の声ということでしょう。それでも前に進むにはどうすればよいか、次は ACP の実践について考えてみます。

ACP を始めよう ―いつ、誰が、どのように―

ACP は、患者家族と医療者の共同作業であると同時に、それにかかわる医療者の協働作業でもあります。いつ、誰が、どのように始め、それを引き継いでいけばよいのか、HOT の原因疾患として最も多い、非がん性呼吸器疾患（COPD や間質性肺疾患など）をモデルに考えてみましょう（**図3**）。

1. いつ ACP を始めるか

ACP を始めるタイミングは、「**早すぎず、遅すぎず**」がポイントです。あまりに早すぎる ACP は、患者側に現実味がなく、話が深まらずに終わってしまうことが多くあります。一方で、救急入院時や最終末期の差し迫った状況では、病状の理解や患者の意向を共有する時間もなく、これはもはや ACP とは呼べません。**ACP を開始する具体的なタイミング**として、本人が症状悪化や入院などで病気の進行を意識しつつも、ある程度落ち着いて話し合いの時間がとれる節目のときが挙げられます。例えば、HOT の開始時・増悪入院の回復後・介護保険の申請などは良い機会となると考えられます（**表1**）。間質性肺疾患などの増悪を起こすと一気に終末期に至る可能性のある疾患は、患者に話し合いの心の準備があれば、より早期から開始することが理想と言えます。ACP は意思決定能力が低下する前あるいは選択を迫られる前に行うことが必要だからです。

日本呼吸器学会と日本呼吸ケア・リハビリテーション学会から発刊された『非がん性呼吸器疾患緩和ケア指針 2021』では、**非がん性呼吸器疾患の終末期**を「日常生活で介助が必要、かつ、頻回の増悪・症状持続・著明な QOL 低下などを認める状態」[5]と定義しました。非がん性呼吸疾患は、予後予測が難しいのが特徴です。終末期になったから ACP を始めるのではなく、できれば終末期に至る前に話し合いを始めておくようにしたいですね。

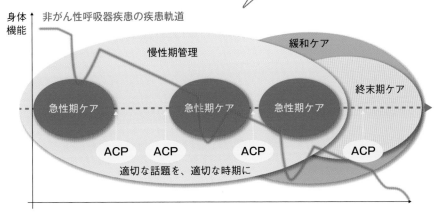

非がん性呼吸器疾患は、時に増悪を起こしながら、徐々に身体機能が低下していく慢性進行性疾患の経過（疾患軌道）をとります。疾患の進行とともに徐々に緩和ケアが中心となり、やがて終末期ケアの段階に入っていきます。病状に応じた適切な話題を、段階的・継続的に話し合っていく積み重ねが ACP となります。

図3 非がん性呼吸器疾患の疾患軌道と ACP のタイミング

表1 非がん性呼吸器疾患における ACP を始めるタイミング

①より早期から	✓ 進行性疾患や予後不良疾患の診断を受けた患者が、将来のケアについて話し合いの意思を示したとき ✓ 配偶者や身近な家族に病気や死があったとき
②疾患の進行を意識する時期 （増悪を繰り返す、息切れの悪化、ADL 低下、体重減少など）	✓ 増悪や合併症で入院時 ✓ 治療の導入時（HOT や NPPV の開始） ✓ 介護保険の導入や見直し

2. 誰が、どのように ACP を進めるか

　ACP は、その患者のことを最もよく知っている医師（＝主治医）によって始められることが多いですが、医師だけでなく、看護師・理学療法士・医療ソーシャルワーカーなど多くの医療職が関わり、患者家族の希望や意向を引き出し、チームで共有することが大切です。その意味で、ACP は繰り返して行われるチーム医療であるとも言えます（**図4**）。

　ACP で話し合う内容を、**表2** に示します。まずは病状と今後の見通しについてわかりやすく説明し、理解してもらう、これが話し合いの土台になります。そして、患者の気がかりや価値観について探索し、実際の医療・ケアについての希望を確認します。また、患者が判断でき

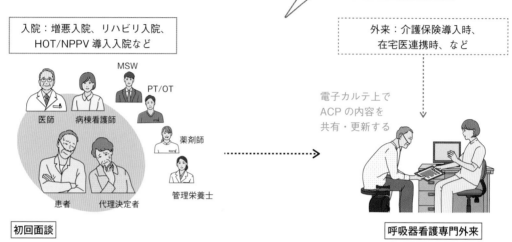

- 医療者側は医師・看護師を基本として、他職種も適宜参加します。
- 患者側の話し合いの意思・準備が確認できれば、患者と代理決定者となりそうな家族を対象として、初回面談を行います。そこで、病状や見通しを説明し、意思決定の助けとなるパンフレットなどの資料を渡します。方針について結論は急がず、導入だけで十分です。
- 退院後も看護外来で継続的にフォローしますが、話し合いの内容を電子カルテ上でチームが共有・更新できるシステムづくりも大切になります。

入院：増悪入院、リハビリ入院、HOT/NPPV 導入入院など

外来：介護保険導入時、在宅医連携時、など

MSW

PT/OT

医師　病棟看護師

薬剤師

管理栄養士

患者　代理決定者

電子カルテ上で
ACP の内容を
共有・更新する

呼吸器看護専門外来

意向を継続的に確認

初回面談

・ACP の意義、病状や見通しを説明
・ACP のパンフレットを渡す
・治療の希望などはわかる範囲で確認

図4 非がん性呼吸器疾患における ACP の取り組みの一例（神戸市立医療センター中央市民病院）

表2 ACP で話し合うこと

1. 病状の認識を確かめる
2. 今後の見通しを共有する
3. 気がかりなこと、心配なことを尋ねる
4. 大切にしたいこと、心の支えとなっていることを尋ねる
5. 治療の選好（してほしいこと / してほしくないこと）を尋ね、最善の治療選択となるように支援する
6. 療養場所の選好を尋ねる
7. 蘇生についての意向を尋ねる
8. 代理決定者を選定する

ない状態となった場合に代理で意思決定を行う人を確認しておくことも大切です。その内容は何度でも変更されてよいのですが、そのたびに記録し、更新される必要があります。当院では、ACP のプロセスを記録・更新できる専用のフォームを作成しており、院内の端末からすぐに最新の状況を参照できるようにしています（**図5**）。

アドバンス・ケア・プランニング

| 作成日 ▼ | 2020/12/25 | 15:22 | | 時系列ビュー |

ACP 共有ツール
※必ずしもすべての項目を埋める必要はありません。

☐ **1. 現病歴・背景**　更新日 _____ （日付）
　　職種 [　　　　　　▼]　[記載者] _____
　　①診療科・病名・経過

　　②既往歴（予後を左右するものや判断能力に大きく関わるものを抜粋で可）

　　③家族構成

☐ **2. 医師の病状説明と患者・同席者の反応や受け止め**
　　更新日 _____ （日付）
　　職種 [　　　　　　▼]　[記載者] _____
　　☐・・_____ （日付）　医師/看護師記録 参照
　　備考：「医師の病状説明と患者・同席者の反応」について特に共有したいことがあれば

☐ **3. 患者/家族の意向と気がかり**　更新日 _____ （日付）
　　職種 [　　　　　　▼]　[記載者] _____

☐ **4. 患者/家族の病状理解と今後の見通し**　更新日 _____ （日付）
　　職種 [　　　　　　▼]　[記載者] _____
　　病状や予後についての患者/家族の捉え（患者の認識と実際の病状の相違点の把握）

　　☐医師からの予後への言及　：　○有　　　○無
　　有の場合：

　　☐医学的に見込まれる予後

> 以下の項目について、それぞれ別個に記録・更新できるようにしています。
> 1. 現病歴・背景
> 2. 医師の病状説明と患者・同席者の反応や受け止め
> 3. 患者・家族の意向と気がかり
> 4. 患者・家族の病状理解と今後の見通し
> 5. 療養生活や終末期医療の希望（延命治療の範囲などを含む）
> 6. 代理決定者、近しい人との話し合いの状況
> 7. 今後の医療・ケアの方向性（必要な支援や課題なども含む）

図5 ACP の記録用チャート（神戸市立医療センター中央市民病院）

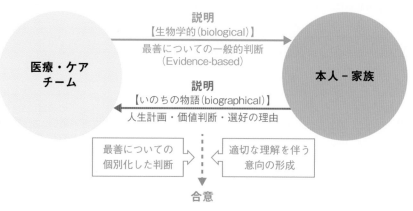

図6 意思決定支援のプロセス —情報共有から合意へ—（文献6より転載）

いのちの物語を聴く

　最後に、私たちが患者・家族を支援するときに、どのような姿勢で接することが望ましいか、1つのモデルをご紹介します（図6）。

　医療・ケアを進めていくということは、医療チームと患者家族の共同作業としての意思決定の繰り返しでもあります。その中で医療者は生物学的な命に注目し、医学的な判断として一般にどういう治療があるかを、その評価と一緒に患者側に提示します。一方で、本人・家族からはいのちの物語、すなわち個別の事情や価値観、本人の人生について話してもらい、互いの情報を共有したうえで、合意を目指して話し合いを進めるという考え方です。これは、エビデンスに基づく医学的な状況把握をベースにしつつも、患者の事情も考慮に入れて、何が最善かについて「個別化した判断」へと進むプロセスで、Shared-decision making あるいは value-based practice といった考え方と共通します。そして、緩和ケアにおいては、疾患そのものの治療には限界がある中で、"Hope for the best, prepare for the worst" と言われるように、治療制限や死のみに焦点を当てるのではなく、生きるのを支えるために何が必要か、その人の物語に照らして共に考える姿勢がより大切です。ACP はこのような意思決定の先にできあがるものであると言えるでしょう。

引用・参考文献
1）　木澤義之. アドバンス・ケア・プランニング（ACP）：今に至るまで. 緩和ケア. 東京, 青海社, 29 (3), 2019, 195-200.
2）　A controlled trial to improve care for seriously ill hospitalized patients. The study to understand prognoses and preferences for outcomes and risks of treatments (SUPPORT). The SUPPORT Principal Investigators. JAMA. 274 (20), 1995, 1591-8.
3）　岡村友直. 終末期医療はなぜ難しいのか?. G ノート増刊号. 5, 2018, 18-25.
4）　Sorensen, AR. et al. Attitude and barriers in palliative care and advance care planning in nonmalignant chronic lung disease: results from a danish national survey. J Palliat Care. 35 (4), 2020, 232-5.
5）　日本呼吸器学会・日本呼吸ケア・リハビリテーション学会合同 非がん性呼吸器疾患緩和ケア指針 2021 作成委員会編. 非がん性呼吸器疾患緩和ケア指針 2021. 東京, メディカルレビュー社, 2021, 180p. http://fa.jrs.or.jp/guidelines/np2021.pdf
6）　清水哲郎. 臨床倫理オンラインセミナー 2020 年 7 月改訂版. 臨床倫理プロジェクト. http://clinicalethics.ne.jp/cleth-prj/cleth_online/part1-3/now.html

3 終末期看護ケア

大阪はびきの医療センター 呼吸ケアセンター
副センター長／慢性疾患看護専門看護師 ｜ 竹川幸恵 ｜ Takekawa Yukie

Introduction

慢性呼吸器疾患の終末期にある患者（以下、終末期患者）が、その人らしく生き抜くことができるように、看護師は、患者の価値観や望むことを理解し、包括指示の中で最大の苦痛である呼吸困難をはじめとした症状緩和、精神的・社会的スピリチュアルケア、意思決定支援などを行います。本稿では、床上生活を余儀なくされる段階の終末期患者へのケアについて解説します。

慢性呼吸器疾患の終末期患者の体験

慢性呼吸器疾患の終末期患者は、HOT を取り入れながらも呼吸困難により著しい ADL の低下をきたします。そして、生きがい・役割などの喪失体験や、他者依存が増加する中、不安・抑うつや孤独感、自尊感情の低下、さらにスピリチュアルペインを体験しています。これら身体的苦痛・精神的苦痛・社会的苦痛・スピリチュアルペインは相互に関連しあい、苦痛を増強し QOL を著しく障害します。

また、ACP が積極的に実施されていないため、患者は、終末期の自分の人生を考える機会を逸して、自分らしく人生を生き抜くことができないこともあります。

慢性呼吸器疾患の終末期患者の看護ケア

慢性呼吸器疾患の終末期患者の看護ケアは、患者が心身共に苦痛が少なく、尊厳を維持し、今生きていることの意味を見出し、最期の瞬間までその人らしく生き抜くことができるように支援することです[1]。

1. 患者の理解

　看護師は、患者が望む生き方ができるように、共に考えていきたい旨を誠実に伝えます。そして、患者の病いの体験やライフヒストリーの語りを傾聴・共感し、対話により進め、提供するケアの根幹となる患者の価値観や希望などを把握します。価値観を理解し、尊重することは対話のプロセスの中で起こるため[2]、反復・沈黙を活用しながら対話を進め、患者の語りを引き出します[3]。率直に「あなたが大切にしていることを私たちも大切にしたいので、教えていただけますか」と尋ねることもよいでしょう。

2. 症状緩和

　終末期患者にとって耐え難い苦痛である呼吸困難の緩和は、全人的苦痛の緩和につながるため最優先すべき看護ケアです。

1）酸素管理

　包括指示の範囲で、患者が希望する食事・排泄などのセルフケアや、やりたいことを可能とする酸素流量調整を行います。そのためには、病態（肺拡散能や肺過膨張の程度など）や、酸素のデバイスの特徴と工夫（2章2参照）、患者の価値観を理解しておくことが重要です。例えば、高濃度の酸素が必要な場合、開放型酸素マスクの使用により口腔ケアや飲水などがマスクを着けたままで実施できます。また、拡散障害により労作時に著明に低酸素血症をきたすものの、自立に価値をおく間質性肺炎の患者が筋力の維持のため自由に膝関節の屈伸などを実施できるように、日中は酸素流量を高めに設定し低酸素血症予防を図り、少しでも安全で満足な日常生活を送ることを保障します。

2）呼吸リハビリテーション

　呼吸法やリラクセーションなどのコンディショニング、気道クリアランスへの支援を行います。

3）薬物療法

　看護師は包括指示の範囲で患者の意向を確認しながらモルヒネの量を調節します。患者は、残り少ない時間を「極限まで家族と過ごしたい」「家族の役割を果たしたい」などの価値観のもと、耐え難い呼吸困難の中を生きていることがあります。モルヒネを増量するときには、どんなに苦しそうであっても患者の意向を確認することが重要です。鎮静においても患者の意思に基づきます。

精神的・社会的・スピリチュアルケア

　患者の身体的・精神的・社会的苦痛、スピリチュアルペインは相互に影響しあい、自己の存在意味を脅かされるスピリチュアルペインは、身体的・精神的・社会的な苦痛に混在して表出されます[4]。

　看護ケアとして、患者の尊厳を強めるように積極的に働きかけ、自尊心や自律心を維持できるようにすることが重要[5]です。そのために、誠実さや謙虚さの伴うケアリングを意識しながら日常生活を整え[6]、基本的ニードの充足を図ります。また、患者の価値観を理解し、患者の意思に基づいた行動の支持やケアを提供します。

1．患者の思いを傾聴、共感

　不安や孤独感などの患者の思いを傾聴・共感します。患者が自分の気持ちをわかってくれたと思えることで、不安や孤独感など精神的苦痛は軽減します[7]。

2．価値観を尊重したセルフケア支援

　看護師は、呼吸困難の緩和と安全に留意しながら、可能な限り患者の価値観に基づいたセルフケアができるように支援します。そのためには、患者が何に価値をおき、何を望んでいるのか把握し、患者の価値に基づいた行動および尊厳が守られるよう倫理的視点で検討することが大切です。特に排泄行動が尊厳の喪失に影響を及ぼすため[8]、患者が自己での排泄を希望した場合、自己での排泄に伴う不利益を最小限にして自立を尊重するという考え方が重要です。患者は、呼吸調整や動作のタイミング・動作要領を考え、セルフモニタリングしながら、懸命に尊厳を維持しようとしていることがあります。看護師は、不利益を最小限にする方法を患者とともに検討することが大切です。

3．自己コントロール感の維持

　できないことが増加する終末期の患者において、自分の意思のもとで基本的ニードが充足できることは、快適さだけでなく自律性と自己コントロール感の再獲得、尊厳の保障を意味し、生きる意味を見出すことにつながります。先述した排泄のことはもちろん、ほかに歯みがきや清拭などを行う時間を患者に決めてもらうことも自己コントロール感につながります。飲水やテレビの操作などが自分でできるよう環境を整えることも大切です。また、患者による呼吸調整や動作要領の工夫などにより、呼吸困難を少しでも軽減できたときには称賛します。

4．その他：自尊感情維持への支援

「今の自分の肯定」への支援が重要になります[9]。例えば、①一家の大黒柱として仕事を頑張っていた頃の回想により、自分が意味ある存在であったことを再認識し、過去と現在がつながっていることへの気付きを促したり、②耐え難い呼吸困難の中、家族をはじめ他者のことを思いやることは人として素晴らしいこと（**態度価値**）であると、言語化して伝えます。態度価値とは、どうすることもできない絶望的な運命に対してどんな態度をとるかという人間の尊厳の価値です[10]。③HOT開始に伴い、さまざまな困難を乗り越えてきたことの回想や価値観を共有し、患者らしさを後押しすることも「今の自分の肯定」につながるでしょう。

看護師によるACP介入のポイント

ACPの概要については、5章2を参照してください。予後が不確かな慢性呼吸器疾患のHOT患者において、少なくとも急性増悪後に病状が改善したときにはACPによる介入が必要です。

1．ACP介入の障壁と考え方

看護師は、具体的な介入方法に関する知識・能力不足や、「自身の介入により患者に希望を失わせるのではないか」などの懸念から、積極的に介入できていません[11]。ACP介入はチームで実施することや、病状や終末期医療の説明を受けた患者・家族が不安になるのは当然の反応であるということを理解すると共に、患者・家族においては、人生の危機に直面したときに人生の目的を求めていく本来の力や[12]、自分にとっての最善を見出す力[13]があるのだと信じることが大切です[14]。

2．ACP介入のプロセス

米国で開発されたBernackiらの『患者との話し合いの手引き（Serious illness Conversation Guide）』[15]は、重篤な疾患をもつ患者を対象としたものですが、医療専門職が協働して行う意思決定のプロセスと具体的な問いかけを示しており、ACP介入時に参考になります（表1）[16, 17]。

表1 『患者との話し合いの手引き（Serious illness Conversation Guide）』（文献16、17より引用）

話し合いの流れ	患者に対する問いかけの例
1）話し合いを始める ・目的を伝える ・将来の意思決定のための準備 ・許可を求める	「あなたが今後希望される医療やケアを提供することができるように、あなたの病気が今後どうなっていくかをお伝えし、あなたにとってどんなことが重要かを前もってお聞きしておきたいと思うのですが、よろしいでしょうか?」
2）患者の理解と意向を確認する	「ご自分の病状についてどのように理解されていますか?」 「今後、病気がどうなっていくかについて、どの程度お知りになりたいですか?」
3）今後の見通しを共有する ・「……だとよいのですが、……を心配しています」「……を願っていますが、……を心配しています」などの表現を使う。 ・間を置きながら話し、感情を探る	「あなたの病状について、私が理解している範囲でお伝えしたいと思います……」 不確実性：「あなたの病気が今後どのように進行するか予測することは難しいと思います。できるだけ長く、病気が進行せずに元気で過ごしていただければよいなと思っているのですが、病状が急速に悪くなる可能性もあり、そのことを（とても）心配しています。そのもしものときに備えておくことが大事だと思うのです」 または、 時間的予後：「そうでないとよいのですが、残された時間が、（例：日単位から週単位、週単位から月単位、月単位から年単位の時間で示す）くらいになってきている可能性があることを心配しています」 または、 機能的予後：「大変申し上げにくいのですが、あなたが感じているより事態は切迫しているのではないかと思います。そして、今後、もう少し難しい状況になる可能性があることを心配しています」
4）大切なことについて聴く ・目標 ・恐れと不安 ・強さの源 ・欠かせない能力 ・延命治療の範囲 　（トレード・オフ） ・家族	「万が一、病状がさらに進んだ場合のことを考えたいと思います。病状が進んだ場合、どんなことが一番大切ですか?」 「今後の病状に関して、一番不安に思っていることは何ですか? どんなことが心配ですか?」 「これから病気と付き合っていくうえで、どのようなことがあなたの支えになると思われますか?」 「あなたにとってとても大切で、これができないまま生きていくのは考えられないと思うのはどんなことですか?」 （例：口から食べられること、身の周りのことが自分でできること、家族とコミュニケーションが取れること、など） 「病状がさらに進んだ場合、余命を伸ばすためならどの程度の治療であれば、たとえつらくてもやっていきたいと思いますか?」 「ご家族は、あなたのご希望や大切にしたいことについてどのくらいご存知ですか?」
5）話し合いを締めくくる ・要約する ・推奨事項を説明する ・患者に確認する ・患者に協力すること伝える	「あなたにとって……がとても大切だとおっしゃいましたね。それを考慮に入れると、現在の病状では……をお勧めします」 「こうすれば、あなたが大切にしたいことを今後の方針に反映できると思います」 「この方針をどう思われますか?」 「あなたの力になれるように、私も全力でお手伝いいたします」
6）話し合いの内容を記録する	
7）主治医やほかの専門職に伝える	

1）話し合いを始める

　ACPの目的を医師が説明し、看護師も同席のもとで話し合いを始めます。医師からの説明後は、誠意を持って、共に考えたい意向を伝え積極的に介入します。これがパートナーシップの構築の第一歩となります。

2）患者の理解と意向を確認する

　患者の病状の認識と実際の病状との乖離、および今後の見通しについてどの程度知りたいのかを把握します。患者の心情・レディネスに応じた介入をするために必要です。

3）今後の見通しを共有する

　医師の説明により衝撃や不安感情が生じている場合、感情を受け止め、死が差し迫った状況ではないことと、ACPの意義を再度説明します。気持ちが落ち着いたところで、主治医が説明した終末期医療などの補足説明をします。

4）大切なことについて聴く

　価値観の明確化と共有の大切なプロセスです。「このまま安定した状態が続くことを願っていますが、病状がさらに進んだ場合、どんなことが一番大切ですか。例えば食べること、話ができることなど……。人工呼吸器についてどのように思われますか」のように尋ねます。

　終末期までACPがされておらず、差し迫った状況でも、何が大切か尋ね、さらに人工呼吸器や鎮静など必要な情報提供を行い、「良くなることを願っていますが、状態が悪くなったとき、人工呼吸器をどのように考えておられますか」と尋ね、医師と共に対話を進めることが重要となります。

　「反復」と「沈黙」[4]により対話を進めることは、意思決定の根底となる患者の価値観の明確化および家族との共有を可能とします。例えば「反復」とは、患者が「人工呼吸器をつけて生きるのはつらいから嫌です」と語ったときに、「人工呼吸器をつけて生きるのはつらいので嫌と思われるのですね」と相手の言葉を受け止めその感情に向き合い、事実のみを返します。「沈黙」は、相手の心が整うのを待つこと[4]であり、大切にします。沈黙が長い場合は、話題を変えるのではなく、「どのようなことを考えておられましたか」と尋ねます。

5）話し合いを締めくくる

　まず、「大切なことを話してくださってありがとうございます」と感謝の意を伝えます。そして患者・家族の語った価値観や目標・希望、望む終末期医療などを要約して共有します。患者・家族には、医療チームが全力で支援することを伝えます。

6）話し合いの内容を記録する

　ACPテンプレートを活用し、ACPのプロセスを多職種と共有し継続支援できるようにします。

7）主治医やほかの専門職に伝える

3．ACP に取り組む患者の力を高める [18]

ACP に取り組む患者に対し、看護師は次の視点をもって介入するとよいでしょう。

- 患者に寄り添い、共に考える存在であることを伝えパートナーシップの関係の認識を高める
- 不安、孤独感などの負の感情の軽減を図る
- 気持ちの揺らぎは、意思の明確化に大切な過程であることを伝え寄り添い保障する
- 医師、家族が患者の価値観や思いを理解できるように、看護師は適宜アドボケーター（代弁者）となり支える
- 患者が人生で果たしてきた役割や出来事に耳を傾け、患者の人生を肯定する、など

4．合意形成への支援

患者は息切れとともに精一杯生きてきたので人工呼吸器はしないと考える一方、家族は患者に生きてもらいたいから人工呼吸器をつけて欲しい、といったように患者と家族の意思が異なる場合があります。そのようなときは家族の思いに共感しつつも、人工呼吸器と共に生きていくのは患者であり患者の人生であることを伝え、患者の生きてきた過程や闘病生活を振り返り患者の価値観を共有します。また、「あなたならどうしますか？」と自分のことに置き換えて、家族に考えてもらうことも効果的です。

5．代弁者への支援

代弁者は、生命の維持にかかわる内容の意思決定において、生きていて欲しいという自分たちの思いや延命しないことへの罪悪感などにより、自分たちの思いを優先することがあります。看護師は、代弁者の葛藤・揺れを理解し受け止めながら、患者の人生であり患者の意思を尊重することが代弁者の重要な役割であることを伝え、医療者も全力で支えることを伝えます。

家族のケア

家族は、耐え難い呼吸困難を体験している患者に対する無力感や、患者との別離を予期した悲しみなど、さまざまな感情を抱き心身共に疲労しています。家族の感情やストレスなどの表出を促し疲労の軽減を図ると共に [19, 20] 家族がそばにいることが何よりも患者の安らぎとなっているという家族の存在価値や、精一杯全力を尽くされていることを伝えます [21]。

おわりに

　看護師は、耐え難い呼吸困難を体験している患者に対して無力感に苛まれることがありますが、全人的苦痛や苦悩に共感しながらそばにいて専心[22]する看護師との関係性の中で、患者は安寧の獲得や孤独感が癒され、持てる力を蘇らせたり、「生きる意味」につながる視野を広げられるようになる[23]ことを理解しておくことが大切です。

引用・参考文献
1) 竹川幸恵. 終末期患者がその人らしく生きるための看護ケア. 日呼ケアリハ学誌. 27 (3). 2018, 280-4.
2) 高橋綾. 対話を通じ価値観を理解、尊重することと他者をケアすること. 緩和ケア. 28. 2018, 85-9.
3) 西川満則ほか. コミュニケーションの基本：ACP入門 人生会議の始め方ガイド. 東京, 日経メディカル, 2020, 88-114.
4) 恒藤暁ほか. 系統看護学講座別巻 緩和ケア. 東京, 医学書院, 2018, 139.
5) Kreuter, M. et al. Palliative care in interstitial lung disease：living well. Lancet Respir Med. 5 (12), 2017, 968-80.
6) 恒藤暁ほか. 系統看護学講座別巻 緩和ケア. 東京, 医学書院, 2018, 197.
7) 森田達也ほか. エビデンスからわかる 患者と家族に届く緩和ケア. 東京, 医学書院, 2016, 105.
8) 嶋田由枝恵ほか. 日本人の「終末期がん患者のスピリチュアルペイン」概念分析. 日看科会誌. 37, 2017, 456-63.
9) 草島悦子ほか. スピリチュアルケアにおける医療者の備えとケアの視点：スピリチュアルケアの手引き. 田村恵子ほか編. 東京, 青海社, 2012, 103-11.
10) 牧野智恵. 病いを生きる人間の価値実現に関する考察：V.E.フランクル理論における「三つの価値」に焦点を当てて. 石川看誌. 9, 2012, 141-50.
11) 桑原田真弓ほか. 慢性呼吸器疾患患者を対象としたアドバンス・ケア・プランニングにおける看護師の支援状況の実態. 日呼ケアリハ学誌. 29 Suppl, 2019, 260s.
12) 長江弘子. エンド・オブ・ライフケアとgood deathの概念：看護実践にいかすエンド・オブ・ライフケア第2版. 東京, 日本看護協会出版, 2018, 11.
13) 竹之内沙弥香：その人らしい生き方を支援するために～アドバンス・ケア・プランニングの実践～ACPをどう実践するか 在宅・病院・介護施設をつなぐACPのあり方. がん看護. 22 (7). 2017, 683-6.
14) 竹川幸恵. アドバンス・ケア・プランニングにおける看護師の役割. 日呼ケアリア学誌. 29 (3), 2021, 1-6.
15) Bernacki, R. et al. Effect of the serious illness care program in outpatient oncology: a cluster randomized clinical trial. JAMA Intern Med. 179 (6), 2019, 751-9.
16) 木澤義之. ACPの基本的な考え方とガイドライン解説. 看護. 71 (8). 2019, 8-14.
17) 竹ノ内沙弥香.「患者との話し合いの手引き」を用いた話し合い：具体的方法・手順と留意点. 看護管理. 30 (2), 2020, 140-52.
18) 日本呼吸器学会・日本呼吸ケア・リハビリテーション学会合同 非がん性呼吸器疾患緩和ケア指針2021作成委員会. 非がん性呼吸器疾患緩和ケア指針2021. 東京, メディカルレビュー社, 2021, 132.
19) 櫻井智穂子. エンド・オブ・ライフケアにおける家族の意思決定支援―最善のケアを導く「対話」と「プロセス」の重要性. 家族看護. 23, 2014, 44-9.
20) 渡辺裕子. 終末期患者の家族の看護. 家族看護. 1, 2003, 6-11.
21) 長江弘子. エンド・オブ・ライフケアの意味するもの. 家族看護. 23, 2014, 10-9.
22) ミルトン・メイヤロフ. ケアの本質―生きることの意味. 東京, ゆみる出版, 1987.
23) 安酸史子ほか編. 成人看護学 (3)：セルフマネジメント. 第3版. 大阪, メディカ出版, 2015, 248p. (ナーシング・グラフィカ)

6章

HOT患者の
運動療法がわかる

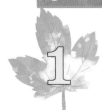

1 HOT 導入中の COPD および間質性肺炎（IP）の患者に対する呼吸リハビリテーション

Web動画

長崎呼吸器リハビリクリニック リハビリテーション科　主任　**北川知佳**　Kitagawa Chika

長崎大学大学院医歯薬学総合研究科 医療科学専攻 理学療法学分野　**神津　玲**　Kozu Ryo

Introduction

　2018 年に『呼吸リハビリテーションに関するステートメント』[1] が改訂され、「呼吸リハビリテーションとは、呼吸器に関連した病気を持つ患者が、可能な限り疾患の進行を予防あるいは健康状態を回復・維持するため、医療者と協働的なパートナーシップのもとに疾患を自身で管理して、自立できるよう生涯にわたり継続して支援していくための個別化された包括的介入である」と定義されました。呼吸リハビリテーションは呼吸器疾患患者の治療として不可欠であり、日本呼吸器学会による『COPD（慢性閉塞性肺疾患）診断と治療のためのガイドライン 2018』[2] には、COPD に対する運動療法を中心とした呼吸リハビリテーションは、薬物療法と同時期の早期から行われるべき治療として明記されています。また、間質性肺炎（IP）患者に対する呼吸リハビリテーションの効果も、短期効果として運動耐容能、健康関連 QOL（HRQOL）、呼吸困難の改善などが認められています。

　本稿では、在宅酸素療法（HOT）を導入している COPD および IP 患者を対象とした呼吸リハビリテーションの実際について解説します。

リハビリテーションにおける酸素療法の必要性

　呼吸リハビリテーションの効果は、薬物療法・酸素療法の相乗効果として示されています。呼吸器疾患患者における重要な問題は動作時の息切れと低酸素血症です。リハビリテーションにおいては、運動時に低酸素血症をコントロールしながら安全に運動療法を行っていく必要があります。酸素療法は、このような問題の軽減と、症状の軽減による ADL の拡大、QOL の

向上を目的に用いられます。

運動時低酸素血症（exercise induced desaturation；EID）の定義は明確に定まったものはありませんが、「安静時には動脈血酸素分圧（PaO_2）が正常範囲で、運動時にのみ60mmHg以下に低下する」という定義や、SpO_2を指標とした「安静時からSpO_2が4％以上もしくはSpO_2＜90％まで低下」という定義を用いることもあります。運動時の低酸素血症は運動負荷量（特に強度）に依存するため、その配慮と注意が必要になります。

図1にCOPD症例の酸素吸入の有無による6分間歩行距離とSpO_2、息切れの変化を示しました。酸素吸入を行うことで歩行距離やSpO_2、息切れの改善が認められます。運動時に息切れのために運動強度を高くすることができずEIDが生じれば、運動強度を下げるか運動を一時中止する必要がありますが、運動時の酸素療法によって高い運動強度で、より効果的な運動療法が可能になります。酸素吸入下での高強度運動療法による呼吸リハビリテーションによって、運動耐容能や呼吸困難、疲労感、HRQOLの改善が得られるというエビデンスはよく知られています[3]。

呼吸リハビリテーションの評価方法

呼吸リハビリテーションのプログラム開始に際しては必ず初期評価を行い、その結果に基づいて個別のプログラムを立案し、目標を設定します。**表1**に評価項目[1]を示しますが、臨床場面では施設の環境や実施に関わる職種、患者の状態などに応じて、できるだけ可能な評価を行っていきます。

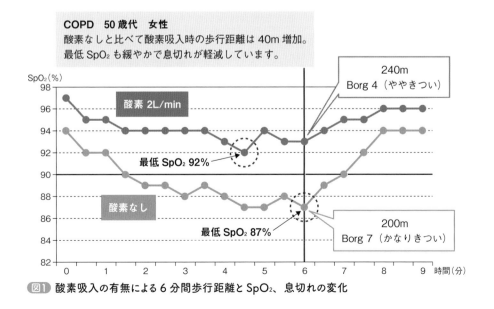

図1 酸素吸入の有無による6分間歩行距離とSpO_2、息切れの変化

表1 **呼吸リハビリテーションの評価**（文献 1 より改変）

必須の評価	• フィジカルアセスメント • スパイロメトリー • 胸部単純 X 線写真 • 心電図 • 呼吸困難（安静時、日常生活動作時、歩行時など） • 経皮的酸素飽和度（SpO_2） • ADL • 歩数（身体活動量） • フィールド歩行試験（6 分間歩行試験、シャトルウォーキングテスト） • 握力 • 栄養評価（BMI、%IBW、%LBW など）
行うことが望ましい評価	• 上肢筋力・下肢筋力 • 健康関連 QOL（一般的、疾患特異的） • 日常生活動作における SpO_2 モニタリング
可能であれば行う評価	• 身体活動量（活動量計） • 呼吸筋力 • 栄養評価（質問票、体成分分析 [LBM など]、エネルギー代謝、生化学的検査など） • 動脈血ガス分析 • 心理社会的評価 • 心肺運動負荷試験 • 心臓超音波検査

運動時の低酸素血症はどのように管理する?

　HOT が適応となる呼吸器疾患患者は中等症から重症の段階であることが多く、低酸素血症や息切れなどの症状が強いことが考えられます。安静時の酸素流量のままで運動を行うと息切れの増加や SpO_2 低下をきたすため、適切な酸素流量について主治医との確認が必要です。

　運動時に息切れの自覚がなく低酸素血症に陥る症例も少なくありません。特に IP 患者では、強い低酸素血症に対しても息切れなど自覚症状が少ない症例が多く見られます。

　運動処方時はボルグスケールによる息切れの程度や、パルスオキシメーターで SpO_2 値を確認します。許容する SpO_2 の最低値は主治医と相談して決定しますが、一般的には SpO_2 90％以上が維持できる程度の運動療法が推奨されます。

コンディショニングの目的と主な種類

　コンディショニングには、リラクセーション、呼吸練習、柔軟性トレーニング、排痰法などが挙げられます。運動療法を効率的に行うために呼吸や身体の状態を整え、運動へのアドヒアランスを高めることを目的とした介入です。

慢性の呼吸器疾患では、胸郭を含む全身の筋肉や関節の柔軟性の低下、筋力低下を伴う身体機能の失調・低下をきたしており、身体運動や動作効率が低下します。特に呼吸困難が重度の症例ではコンディショニングは不可欠であり、時間をかけて実施します。また、身体的な介入だけでなく、日常動作や運動に対する不安感の解消、モチベーションやアドヒアランスの向上を目的とした心理面への介入にも効果があります[4]。

1. リラクセーション

リラクセーションは呼吸努力の軽減を図るための手技で、安楽体位は呼吸筋を中心とした全身の筋群の緊張の軽減を促します。側臥位、上肢での体幹の支持や、壁などにもたれかかる前傾坐位あるいは立位などが利用されます。そのほかには呼吸補助筋のマッサージ・ストレッチ、徒手的呼吸介助法（後述）が含まれます。

2. 呼吸練習

口すぼめ呼吸、腹式（横隔膜）呼吸は、呼吸パターンを意識的に変化させることで呼吸仕事量の軽減を図る方法です。深くゆっくりとした呼吸を行うことによって、動作時の呼吸調整と呼吸困難が生じたときの速やかな回復を目的とします。

重症患者の場合は呼吸法による呼吸パターンの調整が困難であることも少なくありません。呼吸法を適用しても呼吸困難の軽減に有用でないと判断できる場合や、実施することでかえって、努力呼吸や奇異呼吸などを認める場合には、実施しない方がよいこともあります。

例えば、高度な肺過膨張により横隔膜の収縮運動が制限されている COPD 患者や、安静時から頻呼吸を認める IP 患者などでは呼吸パターンの調整が難しいことがあります。その場合は、リラックスした姿勢で息こらえをしないように、ゆっくりとした呼吸を促すように指導します。

3. 柔軟性トレーニング：胸郭可動域練習・ストレッチ

呼吸器疾患患者は胸郭だけでなく頸部や体幹の可動性が低下し、筋痛を訴える患者も少なくありません。重症な呼吸障害であるほど柔軟性は低下しており、ストレッチなどを行うことでリラックスできます。徒手的呼吸介助法や胸郭のストレッチなどで息切れや胸部の不快感などが軽減され、動作や運動などがスムーズにできることも数多く経験します。

4. 徒手的呼吸介助法

この方法は、「徒手的に胸郭運動を他動的に介助することで、患者の胸郭を生理的な運動方向に合わせて圧迫し、次の吸気時には圧迫の解放を繰り返すもの」と定義されています。徒手

Web 動画

的に胸部運動を他動的に介助する方法で、（患者の努力なしに）一回換気量を増加させ、換気を改善させます。

　患者の呼吸に同調させて、仰臥位や側臥位など、患者が楽な姿勢で呼吸介助を行うことで、呼吸困難や低酸素血症からの回復時間を短縮させることもできます。また、動作の前に行うことで呼吸困難などの症状が軽減され、スムーズに動作が可能になることも経験します。

　頻呼吸で毎回の呼吸に合わせることが困難な場合は、2〜3呼吸に1回の介助から始め、呼吸回数が減少したら徐々に毎回の呼吸に合わせて介助します。

　呼吸介助は侵襲が少なく、愛護的に行うため、患者が安心感を得られやすいことを経験します。家族やケアに関わる看護師などに行ってもらうことも可能であり、患者自身の安心感にもつながります。

5. 排痰法

1）排痰法の適応

　急性および慢性呼吸障害を問わず、明らかな気道分泌物の貯留を認め、かつ自力での喀出が十分に行えない場合や、喀痰量が多い（30mL/day以上）患者に適応されます。

　通常、COPDやIPの患者は気道分泌物が多くなく、喀痰に問題が生じることはあまりありません。しかし、比較的少量の喀痰でも多大な労力を費やし日常生活や運動療法実施の妨げとなっている場合や、気道分泌物の貯留が呼吸困難の原因となっているときには、できるだけ楽に排痰ができるよう、動作前や運動療法実施前に適切な排痰支援を行います。

　身体活動性に乏しく換気量が少ない症例では、徒手的呼吸介助法を用いることで気道分泌物の移動が促進され、排痰の労力が軽減されます。体位排痰法に徒手的呼吸介助法を併用する場合もあります。

2）咳嗽介助

　呼吸筋力の低下で咳嗽力が低下している場合は、理学療法士あるいは患者自身で胸郭を圧迫することで咳嗽を補助します。咳嗽のタイミングに合わせて胸郭または上腹部を手掌にて固定あるいは圧迫するように介助することで強い咳嗽を促します。

3）強制呼出手技（ハフィング）

　口唇を軽く開き、声門を開いたまま深い呼気を行い、痰の喀出を促す方法で、気道分泌物を上気道まで移動させる方法です。末梢気道の分泌物の移動を目的として行う場合は、低・中肺気量位から残気量位まで呼出します。吸気の後に口を軽く開いて声門を開け、声を出さないようにしながら、ゆっくりと長く「ほ〜〜〜〜っ」と空気を絞り出すように行います。中枢気道からの分泌物の移動を目的とする場合は、高肺気量位（最大吸気位）から可能な限り速く短く、「はっ、はっ」と呼出すると効果的です。

運動療法の主な種類と実施方法

運動療法には、持久力トレーニング、筋力トレーニング、柔軟性トレーニングが含まれます。運動処方においては、患者の病期・症状・活動性、さらには生活状況などの個別性に考慮するとともに、患者の身体機能に合わせて運動の**頻度**（Frequency）・**強度**（Intensity）・**時間**（Time）・**種類**（Type）の FITT を決定する必要があります（**図2**）。

運動の種類（Type）は、患者の実際の日常生活活動に関連するものや在宅で実施しやすいもの、患者個々の好みも十分に考慮し、時間や場所を選ばずに行えて継続できるものを選択します。一般的には、重錘やゴムバンド・ダンベルなどの器具を用いるトレーニングや、階段・椅子など居宅内にあるもので行うトレーニング方法が指導されます。また、患者個々に合わせて歩行補助具や携帯用酸素、（運動に必要な）器具なども確認するとよいでしょう。日常生活の中にうまく運動を取り入れ、習慣化できるようになれば運動を継続できるようになります。

1. 持久力トレーニング

1）運動の種類

平地歩行、トレッドミル歩行、自転車エルゴメーターのほか、椅子からの立ち上がり動作や足踏み運動、階段を用いたステップ運動などがあります。

2）運動の強度と指導のポイント

息切れは"ややきつい"程度を維持し、SpO_2 値を確認しながら EID に注意します。息切れや SpO_2 が許容下限を下回った場合は、休憩を入れたりペースを落としたりするなどの工夫が必要です。運動時は、動作と呼吸を合わせるなど、口すぼめや腹式呼吸を用いて呼吸調整しながら行うように指導します。

生活の中に組み込み、簡便で継続しやすい運動は**歩行**です。自覚症状では"ややきつい"、パルスオキシメーターでは SpO_2 値が 90% 以上維持できる程度の歩行コースを選択します。屋

Frequency（実施頻度）	週3〜5日 ＞ 週2日
Intensity（強度）	・自覚症状で"ややきつい〜きつい"程度 ・低強度負荷 peak VO_2 40〜60% ・高強度負荷 peak VO_2 60〜80%
Time（継続時間）	15〜30分
Type（種類）	持久力トレーニング、骨格筋力トレーニング

図2 運動処方に際しての FITT

Web
動画

外歩行が不可能な場合は、屋内の階段などを利用した踏み台昇降や、椅子からの立ち上がりトレーニングなどを行います。これも動作と呼吸を合わせ、実施回数やセット数は自覚症状とSpO₂で確認します。

　歩行距離と歩行時間の目標をあらかじめ設定しておき、患者には1日の総歩数を計測し、療養日誌に記入してもらいます。歩数計は活動量の指標として有用で、日誌への歩行距離や運動内容の記載は、患者のモチベーション向上やプログラム継続にも有用です。

2．筋力トレーニング

1）運動の種類

　重錘、ダンベル、ゴムバンド（セラバンド）などを用いた上下肢の筋力トレーニングを行います。上肢トレーニングの場合は500mLのペットボトルでも代用できます。

2）指導のポイント

　呼吸器疾患患者は息切れが生じる動作を避けることが多いことから、その動作で使う筋群の筋力・持久力が低下しやすくなり、動作がますます困難になっていることがあります。そのため、歩行に関わる下肢筋力のほかに、上記のような日常生活で呼吸困難が生じる動作に関与する筋群（特に上肢や体幹など）を強化することが重要です。

　筋力トレーニングを行う際は、同時に動作に合わせて呼吸調整を行うことで動作そのものがスムーズにできるようになり、息切れも軽減します。日常生活活動に即した筋力トレーニングは日常生活での息切れの軽減が「実感」できるため、運動に対する意欲や継続性も高まりやすくなります。

3．柔軟性トレーニング

　呼吸器疾患患者は胸郭だけでなく頸部や体幹の可動性が低下しており、肩や首などの痛みを訴える患者も少なくありません。そこで、ストレッチや呼吸介助法を用いた柔軟性トレーニング、呼吸法と身体運動を組み合わせた呼吸筋ストレッチ体操や呼吸体操などが用いられます。呼吸体操は頸部や体幹の柔軟性を高め、胸郭の可動性を維持することができ、簡便で自宅でも継続しやすいなどの利点があります。

表2 呼吸調整（ペーシング）を指導する際のポイント

- 息苦しくなりやすい動作の前に呼吸を整える。
- 息苦しさが生じる動作の開始に呼気を合わせて、"息を止めないように"呼吸を意識する。
- 動作は呼吸に合わせてゆっくりと行う。
- 連続する動きの中では、動作の区切りで一旦休止して呼吸を調整する。息苦しさを感じたら、途中で休憩を入れて呼吸を整える。
- 深い前傾姿勢や重心移動の大きな動作・複合運動・上肢の挙上を伴う動作では、特に呼吸困難を生じやすいので注意する。
- 体幹を上肢で支える前傾（坐位）姿勢をとり、口すぼめ呼吸を中心に呼吸を調整する。

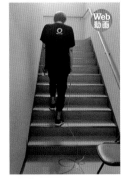

動画1 階段ペーシング

ADL トレーニングの目的と実施方法

　呼吸困難による ADL 低下は生きる意欲を奪い、QOL 低下の重要な要因となります。ADL トレーニングは、日常生活における呼吸困難の軽減と動作遂行能力向上、さらには QOL の向上に結び付けることを目的としており、筋力強化や柔軟性など**運動機能へのアプローチ**と、呼吸困難を軽減するための動作の工夫を含めた環境整備などの**生活機能へのアプローチ**を行います[4]。基本的には、各 ADL 動作において呼吸調整や動作要領の指導を行いますが、それでも ADL での呼吸困難の軽減が難しい場合には、後述する環境の調整が必要となります。

1. 呼吸調整（ペーシング）

　動作と呼吸を同調させる方法であり、呼吸パターンを安定させる（乱さない）ことで呼吸困難を予防します。歩行や立ち上がる動作では息こらえをしないよう、呼吸に合わせて行うといった基本動作（起き上がり、起立など）のほか、実際の ADL 動作に基づいて指導します。呼吸困難が強い患者の場合は、早くその動作を終わらせて休もうとする場面も多く見られるため、**表2** のようなポイントを指導していきます。

2. 動作時に呼吸困難が生じたときの対処法（パニックコントロール）

　呼吸困難が生じたときは、呼吸法で速やかな回復を試みることが大切です。呼吸器疾患患者は呼吸努力の増大により呼吸仕事量が増大していますので、次の要領で行いましょう。

①落ち着いて呼吸困難が軽減するような姿勢をとり、口すぼめ呼吸や横隔膜呼吸、深呼吸で呼吸を整えます。

②呼吸が困難なときは**吸気**を意識してしまうことが多いため、**呼気**を徐々に長くするように意識させ、落ち着いてゆっくりとした呼吸へと誘導・調整します。

③浅く速くなっている呼吸パターンに対して、**呼気時に口すぼめ呼吸**を行います。それによって徐々に呼気時間の延長と呼気量の増加を図り、吸気では呼吸運動の強調部位を特定せずに努力しないで自然に吸い込むことを意識させます。

④呼出量が増大すれば吸気量が増え、吸気努力を軽減させることが期待できます。特に COPD では落ち着いてゆっくりと呼気を延長させることで、動的過膨張の軽減を図ることができます。

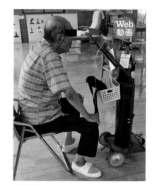

動画2 パニックコントロール

⑤慣れるまでは**徒手的呼吸介助**と併用して行うと効果的です。家族の協力が得られる場合は、呼吸介助法を家族や介護者に指導しておくとよいでしょう。

⑥呼吸困難時の酸素流量にも注意が必要です。

3.　環境調整

　患者の自立を促し QOL を保つためには、呼吸困難や低酸素血症、不快感をできるだけ増悪させないような環境に整えることも重要です。

1）安楽姿勢で楽に過ごすための環境調整：福祉用具の選定、位置

- 臥位での姿勢：快適に眠れるベッドマットやクッション、枕の工夫／起き上がりしやすいベッド柵の検討
- 坐位での姿勢：楽な姿勢が保持できるクッションの工夫／背もたれ椅子・肘掛け付きの椅子の検討
- 歩行：トイレ・浴室・玄関などの目的の場所まで歩いて行けるよう、導線上にいくつか椅子を置いて休憩できる場所を作る
- 食事：食事が楽にできる背もたれ・肘掛け付き椅子の検討／テーブルの高さの調整
- 排泄動作：手すり、便座にアームレストの設置を検討する

2）楽に動けるための動作要領の検討

- 無駄な動作を省き、動作を単純化する：衣服は被るタイプから前開きのタイプへ、脱ぎ履きしやすい靴の検討／普段使用するものの整理・整頓など
- 息切れが生じない動作方法の習得：腹部を圧迫し息切れが生じやすい前屈み動作を避け、椅子などを利用する

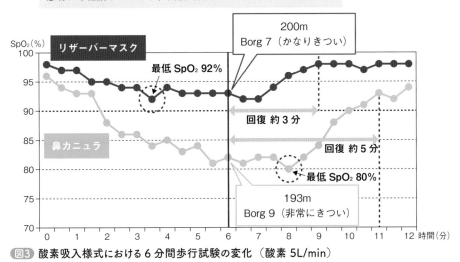

COPD　60歳代　男性
同じ酸素流量でもリザーバーマスク時の最低SpO_2は緩やかで、息切れも軽減しています。回復時間も早くなっています。

図3 酸素吸入様式における6分間歩行試験の変化（酸素 5L/min）

呼吸リハビリテーションを実施する際の酸素療法の工夫と注意点

1. 酸素吸入様式やデバイスの選択（図3）

　SpO_2 が低下しやすい（EID が強い）患者では、高流量での酸素吸入を必要とすることもあります。その場合、リザーバー付き鼻カニュラ（マスク）や簡易酸素マスク、オープンフェースマスクなどに変更することで、低酸素血症や息切れが改善され運動療法をスムーズに行えることがあります。

2. 携帯用酸素ボンベを使用する際の注意点（図4）

　携帯用の酸素ボンベでは、酸素を節約するための呼吸同調装置がよく用いられます。呼吸同調装置は患者の吸気に反応して吸気時にのみ酸素を投与するため、連続流と同じ酸素流量・運動負荷量とすると、容易に SpO_2 低下や息切れが起こり、運動が行えない場合があります。また、呼吸同調装置はメーカーごとに吸気の感度や反応が異なるため、SpO_2 低下や息切れの出現頻度にも相違が生じることもあります。運動を行う際は患者が使用する携帯用酸素ボンベを確認する必要があります。

　携帯用酸素ボンベの運搬方法には、カート型（引くタイプ）、手押し車型（前押しタイプ）、リュックサック型などがあります。それぞれ利点と欠点があるため、患者個々の身体能力や生活での使用場面（用途）、好みに合わせた運搬方法を随時検討します。

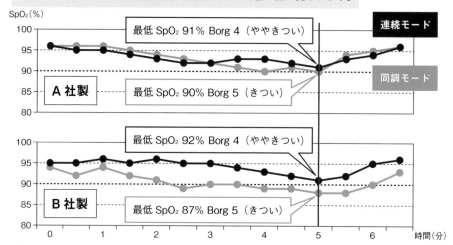

COPD　70歳代　男性
同調モードではA社製・B社製ともにSpO₂がより低下し、息切れも強くなっています。また、呼吸同調装置の種類によっても値に差が見られます。

図4 平地歩行における携帯用酸素ボンベの連続モード・同調モードによる違い（酸素 2L/min）

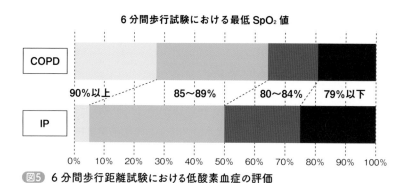

6分間歩行試験における最低SpO₂値

図5 6分間歩行距離試験における低酸素血症の評価
長崎呼吸器リハビリクリニックにて呼吸リハビリテーションを行った安定期のCOPD患者とIP患者。

3. 酸素療法におけるCOPD患者とIP患者の共通点と相違点

　COPD患者は息切れによって運動制限が生じやすいですが、IP患者は息切れよりも低酸素血症の症状が強く（図5）、高流量の酸素投与を必要とするケースが多いのが特徴です。IP患者では運動療法の際に酸素吸入を行うことで運動耐容能は改善しますが、息切れには影響しないことが報告されており[5]、運動療法の効果や影響を評価する際は注意が必要であると考えます。また、IP患者はHOT開始から生存期間中央値が8.4ヵ月と報告されており[6]、酸素吸入量の設定には経過を十分に把握しながら行う必要があります。

　このように、同じ慢性呼吸器疾患でもCOPDとIPでは原疾患や経過、呼吸機能障害が異な

ります。その特徴を考慮した上で、患者個々のライフスタイルに即した酸素療法の個別化を図ることが不可欠であると言えます。

引用・参考文献
1) 日本呼吸ケア・リハビリテーション学会，日本呼吸理学療法学会，日本呼吸器学会．呼吸リハビリテーションに関するステートメント．日本呼吸ケア・リハビリテーション学会誌. 27 (2), 2018, 95-114. https://www.jrs.or.jp/uploads/uploads/files/guidelines/rehabilitation_statement2018_v2.pdf
2) 日本呼吸器学会 COPD ガイドライン第 5 版作成委員会 編．COPD（慢性閉塞性肺疾患）診断と治療のためのガイドライン 第 5 版 2018. 東京，日本呼吸器学会，2018, 170p.
3) McCarthy, B. et al. Pulmonary rehabilitation for chronic obstructive pulmonary disease. Cochrane Database Syst Rev. 23 (2), 2015, CD003793.
4) 日本呼吸ケア・リハビリテーション学会 呼吸リハビリテーション委員会ワーキンググループ 編．呼吸リハビリテーションマニュアル—運動療法—. 第 2 版. 東京，照林社，2012, 183p.
5) Bell, EC. et al. Oxygen therapy for interstitial lung disease: a systematic review. Eur Respir Rev. 26 (143), 2017, 160080.
6) Ahmadi, Z. et al. End-of-life care in oxygen-dependent ILD compared with lung cancer: a national population-based study. Thorax. 71 (6), 2016, 510-6.

Web
動画

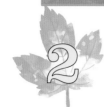

2 HOT 患者の在宅呼吸 リハビリテーション

マリオス小林内科クリニック リハビリテーション科　科長 ｜ **中田隆文** ｜ Nakata Takafumi

Introduction

　HOT 患者に対する在宅呼吸リハビリテーション（以下、在宅呼吸リハ）は医療機関で実施される方法と同様で、生活環境に応じて方法を調整して実施されます。継続性に優れますが介護者を含めたセルフマネジメントは必須で、必要に応じて適切な在宅医療や環境調整、介護サービスを計画します。対象者の多くは重症例で、終末期でもあることから、患者のアドバンス・ケア・プランニング（ACP）に従って計画されます。運動療法の実施においてコンディショニングと ADL トレーニングの併用は必須となり、身体活動と運動療法をバランス良く計画します。

在宅呼吸リハが適応となる HOT 患者

　在宅呼吸リハの適応となる HOT 患者は、①外来通院にて保守（メンテナンス）を受けながらセルフマネジメントによる在宅呼吸リハの実施・継続が可能なパターンと、②通院や通所が困難なため訪問による在宅呼吸リハが必要なパターンがあります。後者のパターンは重症例や居住地が医療過疎地である場合が多く、特に医療へのアクセスが課題となり、呼吸リハの実施には理学療法士などが在宅に訪問すべき（遠隔医療も検討中）対象者となります。呼吸リハの運動療法は、特に COPD に代表される慢性呼吸器疾患の患者（以下、患者）において良い適応であり、HOT を行う患者でも同様です。

　在宅呼吸リハの対象となる呼吸器疾患患者の多くは重症例で増悪のリスクが高く、介護者を含めたセルフマネジメントに限界または不十分な要素があり、訪問診療などの在宅医療が必要となる場合もあります。在宅呼吸リハの利点としては継続性や個別性などがありますが、一方で医療者が関わる時間が限定されること、在宅医療や介護サービスの地域差、さらに近年の患者の住まいは本来の自宅のほかに介護施設も含まれるなどの注意点もあります（表1）。

表1 在宅呼吸リハの特徴

利点	
①状態・症状	• 重症例や終末期でも実施、継続されやすい • 接触する医療者を制限することで感染防御しやすい
②活動・参加	• 実際の活動・参加場面を評価することで個別性のある練習や指導がしやすい • 実際の身体活動が把握しやすい
③個人因子	• 定期的な関わりにより継続性が高まる • 性格や好みなどに応じたプログラムが計画しやすい • 他者との関わりや集団での活動が難しい患者でも個別的な対応ができる
④環境因子	• 介護者の負担について実際の介護の状況を評価しやすい • 福祉用具の使用状況を評価しやすく、適切な用具を選定しやすい • 医療過疎地においても地域（近隣）の施設・事業所から訪問できる（医療介護連携が必要） • 気候により外出や身体活動が低下する期間に限定した対応ができる • 活動的な生活環境の構築に視点をおいた住宅改修や福祉用具の選定ができる • 実際の ADL に応じた適切な介護方法を指導できる

注意点
• 訪問者は通常 1 名に限られるため、訪問者の評価および対応能力が必要 • 急変に遭遇する可能性が高い • 看取りに関わることがある • 医療者の関わる時間は入院と比較して少ない（訪問リハでは通常、週 120 分が上限） • 人工呼吸器（生命維持装置）などの医学的リスクがある • 患者は自宅に留まりやすく身体活動が制限されやすい • 患者自身と介護者のセルフマネジメントが求められる • 在宅医療や介護サービスに地域差がある • 在宅医療や地域医療（介護）連携に地域差がある

在宅呼吸リハの対象者は通院や通所での呼吸リハの実施が困難な事例で重症例が多く、増悪リスクが高く、終末期も含まれます。利点と注意点があり、状態によっては在宅生活の限界もあります。

　患者は慢性的な経過の中で繰り返す増悪によって状態が悪化し、致命的なイベントとなる可能性[1]がありますが、特に COPD において身体活動は増悪を予防し予後を改善させることが示されており[2]、在宅呼吸リハの役割は重要と考えられます。在宅の患者はできるだけ住み慣れた自宅で過ごしたいという希望を持っているので、在宅呼吸リハはできるだけ早期から開始され、在宅でもシームレスな関わりが必要です。

在宅呼吸リハの評価

　訪問による在宅呼吸リハは通常 1 人で行い、入院中と比較して限られた機会の中で必要な評価を行うことが求められます。在宅生活の安定には患者の在宅状況を総合的に評価し、評価対象は患者だけではなく介護者や生活環境なども含まれます。増悪の早期発見は在宅呼吸リハの重要な役割ですが、事前に個別の増悪因子や介護に関する項目などを準備しておくことで評価

の見落としを減らすことができます。

　身体活動の評価については、在宅呼吸リハが必要な患者は歩数計などの測定機器の使用が困難であることが多いため、問診や日常生活の様子から判断するようにします。在宅で複数の医療機関・介護事業所（施設）が関わる場合、医療介護連携は必須となり、今後、情報通信技術の活用が求められます。

在宅呼吸リハの計画と実施

　在宅呼吸リハは増悪予防と早期発見および維持プログラムとしての役割を担います。在宅で医療者が関われる範囲と、患者と介護者による実施可能なセルフマネジメントを把握し、在宅呼吸リハ介入の限界を知ることも重要です。

　自力で外出可能など、身体活動が維持・向上している患者では、自主トレーニングの指導や、呼吸リハの実施形態を通所や通院による方法に変更して訪問回数を減らす、または終了することを検討します。身体活動が不足している場合は原因を究明し、必要に応じて訪問回数を増やすことを検討します。在宅呼吸リハはいったん終了となっても必要時には速やかに再開できることが理想的です。

1. 運動療法：全身持久力トレーニング・筋力トレーニング

　患者は重症例が多いことから運動負荷は低強度が基本で、コンディショニングとADLトレーニング（ADL調整）の併用が必須となります。在宅呼吸リハでは臥位や坐位で実施する軽い自動運動や自動介助運動をインターバルトレーニングとして計画します。最重症例や終末期では他動運動のみとなる場合もあり、症状緩和が優先される場合は運動療法を中止し、コンディショニングとADLトレーニングを中心に計画することもあります[3]。

　HOT患者では運動療法実施時に酸素流量を増量すること、酸素吸入デバイスを変更すること、さらに高流量鼻カニュラ酸素療法（HFNC）や非侵襲的陽圧換気（NPPV）を併用することで運動療法が積極的に実施できる場合もあります。身体活動が低下している患者では在宅呼吸リハによる運度療法の位置付けは重要となり、セルフマネジメントの状況に応じて必要な訪問回数や訪問時間を計画するようにします。

　近年、神経筋電気刺激法による筋力増強の効果[4]が示されていますが、在宅では普及しておらず、今後の課題となっています。

2. コンディショニング

　個々の患者の症状に応じて呼吸練習、呼吸介助手技、リラクセーション、気道のクリアラン

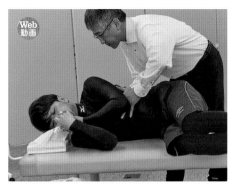

動画1 重症例への呼吸・排痰介助
（起き上がりが困難な場合）

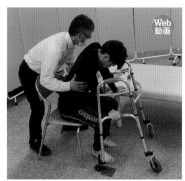

動画2 重症例への呼吸介助
（ベッド〜椅子〜トイレ移動）

ス（排痰法）などのコンディショニングを選択します。

　呼吸練習では腹式呼吸や口すぼめ呼吸練習を行いますが、重症例では必要な呼吸数を確保することを優先し適応とならない場合があり、動作と呼吸を一致させる**呼吸調整（ペーシング）**を指導します。呼吸困難によるパニックを回避するためにファーラー位や前傾位で上肢をテーブルに固定する姿勢など、個別の対処法（パニックコントロール）を準備しておくようにします。

　コンディショニングは、運動療法を効率的に行う目的のほかに直接呼吸器症状を緩和する効果があり、**重症例の症状緩和に対して中核となる項目**です。

3. 気道クリアランス

　気道クリアランスには体位排痰法、呼吸介助法、排痰器具など多くの方法があります。自己排痰が可能であれば**自己排痰法**の指導や**排痰器具**を利用します。自己排痰が困難で介護者の協力が得られる場合は、介護者が実施可能な排痰手技を選択・指導します。

　自己排痰や介護者の協力が難しい場合でも、在宅において**体位排痰法**は実施しやすく、最重症や終末期でも一定の効果が期待できます。状態が変化しやすい場合や夜間の症状に不安がある場合などでは訪問リハや訪問看護による排痰や痰吸引を要することが多く、症状や介護の状況によっては入院が必要となる場合もあります。

4. ADL トレーニング（ADL 再構築）

　在宅における ADL トレーニングは患者の ADL が徐々にレベルダウンすることも想定し、現状に見合い、かつ将来を見通した内容に調整し ADL の再構築を繰り返します。在宅呼吸リハを必要とする HOT 患者では完全な ADL の自立が困難であることが多く、特に排泄・入浴・移動動作が制限されやすい項目です。

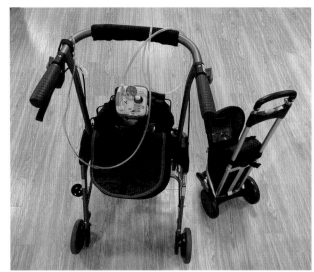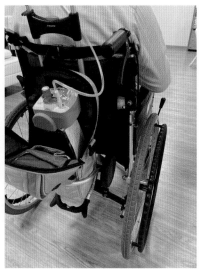

図1　車椅子と歩行器

　ADLトレーニングにおける酸素吸入では適切なデバイスを使用し、医師より処方された酸素流量の変更、酸素ボンベの切り替えなどを行います。ADLトレーニングには環境調整や福祉用具の利用（**図1**）、介護サービスの導入や調整も含まれ、患者の症状や重症度、セルフマネジメント能力、介護者の負担、生活環境を考慮し、それらの利用を検討します。

　患者の在宅生活において、介護を受ける前に福祉用具の活用を図ることは極めて重要で、特に排泄の自立は患者の心理面にも効果があります。身体活動において、最重症でベッド上の生活となった患者では、離床や坐位時間の確保がゴールとなることもあります。

　また、患者宅に訪問して実施する医療・介護サービスだけでは活動範囲や身体活動は制限されやすいため、可能であれば通院や外出できる介護サービスの利用を検討します。介護サービスにおける不必要な介護にも注意が必要で、リハの視点から動作法の工夫や福祉用具の利用などで身体活動を確保できる介護サービスを提案（**リハビリテーション前置**）するようにします[5]。

引用・参考文献
1）　Lynn, J. et al. Living well at the end of life: Adapting health care to serious chronic illness in old age. Rand Health. 2003, 8-9.
2）　Gimeno-Santos, E. et al.Determinants and outcomes of physical activity in patients with COPD: a systematic review. Thorax, 69 (8), 2014, 731-9.
3）　Hill, K. et al. Neuromuscular electrostimulation for adults with chronic obstructive pulmonary disease. Cochrane Database Syst Rev. 5 (5), 2018, CD010821.
4）　桂秀樹. "非がん性呼吸器疾患の症状と緩和". 非がん性呼吸器疾患の緩和ケア. 津田徹ほか編. 東京, 南山堂, 2017, 20-35.
5）　高齢者介護研究会. 2015年の高齢者介護. 厚生労働省平成15年報告書. https://www.mhlw.go.jp/topics/kaigo/kentou/15kourei/3.html（2021年5月7日閲覧）

巻末資料

HOT患者の
ケアに役立つ
早見表

1 HOT導入チェックリスト

大阪はびきの医療センター　看護部	岡田亜由美	Okada Ayumi
同	田中つぐみ	Tanaka Tsugumi
同	寺岸千瀬	Teragishi Chise
同	上野詩織	Ueno Shiori
同	九鬼彩乃	Kuki Ayano

1. 入浴見極めのためのモニタリングと観察

退院までに必ず入浴方法と酸素流量を決定します。特に入浴時は SpO_2 値が低下しやすいため、入浴時のパルスオキシメーターでのモニタリングと共に、動作要領の観察・指導が必須です。具体的には、部屋から浴室までの移動後、脱衣後、洗髪後、洗体後、湯船に浸かっている最中、入浴終了直後の着衣前、着衣後、浴室から部屋へ帰室後など、随所でのモニタリング（表1）が必要です。入浴見極めシート（図1）を使用し、コメント欄には休憩に要した時間や、それによる SpO_2 値の変化、患者の自覚などを記載します。その上で、患者に適した酸素流量の見極めと、息切れを少なくする動作要領（表2）の指導を行います。

表1 観察項目

- SpO_2
- 脈拍数
- 呼吸状態
- 顔色や爪の色
- 呼吸困難の自覚
- 動作のあり方と速さ
- 休憩の取り入れ方

2. HOT導入チェックリストの活用

当院では HOT 導入チェックリスト（図2）を使用し、スタッフの指導内容に不足がないようにしています。記入時のチェックポイントも参考にしてください。

3. セルフモニタリングの説明

患者の体調が変化したときに早期に対処できるようになることで、長く安定期を過ごせるようになります。セルフモニタリングの必要性と具体的な方法について説明しましょう。当院の看護専門外来では「HOT いきいき Diary」（図3）を活用しています。外来受診時には必ず持参してもらい、患者の体調変化や体調変化時の対処方法について話し合っています。

呼吸機能障害：○ 閉塞性障害　　○ 拘束性障害　　○ 混合性障害

%DLCO：□□

酸素器具：□ 鼻カニュラ　　□ ベンチュリーマスク　　□ オキシマイザー　　□ リザーバーマスク　　□ オキシマスク

移動（部屋から浴室）：□ 自立　　□ 見守り　　□ キャスター歩行　　□ 車いす　　□ 歩行器

　SpO₂：□% 脈拍：□回 /min 酸素流量：□L 呼吸困難感：○有　　○無

　コメント：[   ]

更衣（脱衣）：○ 自立　　○ 見守り　　○ 一部介助　　○ 全介助

　SpO₂：□% 脈拍：□回 /min 酸素流量：□L 呼吸困難感：○有　　○無

　コメント：[   ]

洗髪：○ 自立　　○ 見守り　　○ 一部介助　　○ 全介助

　SpO₂：□% 脈拍：□回 /min 酸素流量：□L 呼吸困難感：○有　　○無

　コメント：[   ]

洗体：○ 自立　　○ 見守り　　○ 全介助　　○ 下肢介助　　○ 背部介助　　○ その他介助

　SpO₂：□% 脈拍：□回 /min 酸素流量：□L 呼吸困難感：○有　　○無

　コメント：[   ]

更衣（着衣）：○ 自立　　○ 見守り　　○ 一部介助　　○ 全介助

　SpO₂：□% 脈拍：□回 /min 酸素流量：□L 呼吸困難感：○有　　○無

　コメント：[   ]

評価：[   ]

図1 入浴見極めシート

表2 息切れを少なくする動作要領

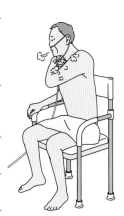

着脱衣	・椅子に座り、休憩を十分取り入れる ・上着は腕を下げて袖を通す ・前開きの服をすすめる ・ズボンとパンツは一緒に上げ下げする（無駄を省く）
洗体	・高めの椅子を使用し、洗面器は台の上に置く ・口すぼめ呼吸で息を吐くときにこする ・タオルは長いものを使用する
洗髪	・少し頭を傾け、腕を高く上げないで洗う ・顔が濡れないようにシャンプーハットを使用する
体を拭く	・脱衣所にあがったら、バスローブやバスタオルをはおって椅子に座り、まず休憩⇒呼吸が整ってから着衣

今回の見極めの結果、再度見極めが必要なのか、次回どのようにしたらよいかなどを **図1** の『評価』に記載しましょう。

・自己入浴が可能なのか

・酸素量を増やして（あるいは減らして）再度見極めが必要なのか

・酸素量は同量のままで動作要領の指導が必要なのか

・一部介助から全介助に変更が必要なのか

・洗髪と洗体を別日にすることが必要なのか　など

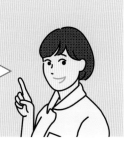

HOT 導入チェックリスト

_____ 様

	本人	家族	資料番号
HOT について説明			
パンフレット『アクティブ・ライフ』を渡す			－
DVD 視聴『今日から始まる HOT』　導入編（28 分）			－
支払いの仕組み（業者との直接契約ではなく病院から処方）			－
HOT の月々の料金（HOT の使用方法と負担割合で異なる）			－
（質問があった場合）電気代　i 機 1,000 円 / 月　7L 機 3〜4,000 円 / 月			
酸素流量の見極め・動作要領の指導			
安静時：　　　　L/ 分　　食事：　　　　　　L/ 分			
労作時：　　　　L/ 分　　入浴：　　　　　　L/ 分			
パンフレット『息切れを少なくする日常生活の工夫』を渡す			－
DVD 視聴『今日から始まる HOT』　　自己管理編（30 分）			－
ハイサンソ®　　　i 機　・　7L 機			
・DVD 視聴『今日から始まる HOT』　　機器編から選択			
i 機（8 分）　　　7L 機（8 分）			－
ポータブル α（17 分）　　　ポータブル α II（15 分）			
電源の ON/OFF			ハ
流量調整の方法			ハ
リモコン（　要・不要　）i 機：Bluetooth　7L 機：赤外線			－
リモコン操作の説明（確認ボタン→操作）			－
お手入れ　※ i 機　帝人が自宅訪問時にお手入れ 　　　　　※ 7L 機　フィルター掃除　・　加湿水			ハ、H4
アラーム（コンセント抜け・チューブ閉塞・機械不具合）			ハ
緊急連絡先			機械にシール貼付
設置場所の確認・間取り図の作成			－
※間取り図はスキャン（「看護記録」→「看護文書」で登録）			－
火気厳禁（設置は 2m 離す）・　延長チューブは 20m まで可			ハ、ア 13

> 在宅では利用できるインターフェイスが決まっているため注意が必要（リザーバーマスクは業者から取り寄せてください）。
> オキシマスクは在宅用の酸素マスクに変更してください。

使用する資料
ア：アクティブライフ　　　　　　　　　ハ：ハイサンソ®の説明書
H：HOT 導入チェックリスト資料　　　　ウ：ウルトレッサ®の説明書

図2 当院の HOT 導入チェックリスト

ウルトレッサ®			
M ・ L ・ ラックスファー (EN)			ウ、H11-14
セーバー 有 ・ 無 (無の場合の流量計 黒 7L/ 分まで ゴールド 10L/ 分まで)			H5-6、25-26
携帯方法 2輪 ・ 4輪 ・ リュック			H16、18
DVD 視聴『今日から始まる HOT』 機器編 セーバー5 (6分) セーバーⅡ (5分) 流量計 TR (5分) ポータブルα (17分) ポータブルαⅡ (15分)			―
開栓と電源 ON/OFF (元栓→スイッチの順)			ウ、H8-9、19-21
流量の見かた			ウ
ボンベ残量の見かた			H7、19
ボンベ使用可能時間の説明 (M・L・ラックスファー)			ウ、H11-14
アラーム (元栓が閉まったまま・吸気異常・機械異常) ※吸気異常 (吸気弱い、口で呼吸している、チューブが折れている、 チューブが外れている)			ウ
ボンベ交換の方法			ウ、H10、22
電池交換の方法 どのメーカーでも可			ウ、H12、19、24
ボンベの注文受付:月~土 (土は注文受付のみ、配達は月~金) ※予備のボンベは基本 1本だが、活動量が多ければ複数本可 ※注文の翌日に配送。基本的に日曜日は受付・配送共に不可			―
例 注文:土曜→配達は月曜日以降 ※緊急時はこの限りでない			―
外出時、ボンベ残量がなくなっても外出先へボンベ配送不可			―
ボンベ 1本当たりの値段:何本でも診療報酬は同じ			―
退院支援			
災害・緊急時の対応			H14-15
旅行支援サービスについて流れを説明 (国内のみ対応可)			ア
①旅行支援サービス申込書を外来でもらい記入する			
②主治医の診察を受け、許可を得る (主治医記入欄あり)			
③旅行支援サービス申込書を在宅酸素室に提出			
宿泊先にハイサンソ設置・交換ボンベ配送 OK ※宿泊先に確認要			
セルフマネジメント支援 (該当者)			―
「HOT いきいき Diary」を渡し、使い方を説明する			―
退院準備			
退院先への HOT 機器設置日時を帝人と打ち合わせ	連絡		―
	設置日		―
在宅酸素処方箋の入力依頼 (当院処方のみ)			―
退院用ボンベの準備			―
在宅療養指導料のコスト算定 ※忘れない! (「汎用」→「共通」→「在宅療養指導料 (退院時)」)			―

100 均の電池は不可

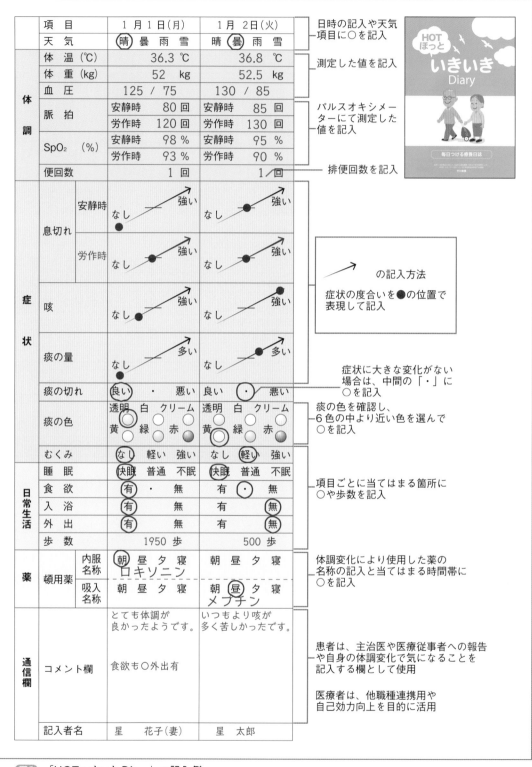

項　目	1 月 1 日(月)	1 月 2 日(火)	
天　気	(晴) 曇 雨 雪	晴 (曇) 雨 雪	日時の記入や天気項目に○を記入
体調 体　温(℃)	36.3 ℃	36.8 ℃	測定した値を記入
体　重(kg)	52 kg	52.5 kg	
血　圧	125 / 75	130 / 85	
脈　拍	安静時 80 回／労作時 120 回	安静時 85 回／労作時 130 回	パルスオキシメーターにて測定した値を記入
SpO₂ (%)	安静時 98 ％／労作時 93 ％	安静時 95 ％／労作時 90 ％	
便回数	1 回	1／回	排便回数を記入

症状

- 息切れ（安静時／労作時）、咳、痰の量：症状の度合いを●の位置で表現して記入（「なし」→「強い」／「なし」→「多い」）
- 痰の切れ：1月1日 (良い) ・ 悪い ／ 1月2日 良い (・) 悪い（症状に大きな変化がない場合は、中間の「・」に○を記入）
- 痰の色：透明 白 クリーム 黄 (緑) 赤 の6色の中より近い色を選んで○を記入
- むくみ：1月1日 (なし) 軽い 強い ／ 1月2日 なし (軽い) 強い

日常生活	1 月 1 日(月)	1 月 2 日(火)	
睡　眠	(快眠) 普通 不眠	(快眠) 普通 不眠	項目ごとに当てはまる箇所に○や歩数を記入
食　欲	(有) ・ 無	有 (・) 無	
入　浴	(有) 無	有 (無)	
外　出	(有) 無	有 (無)	
歩　数	1950 歩	500 歩	

薬 頓用薬	1 月 1 日(月)	1 月 2 日(火)	
内服名称	(朝) 昼 夕 寝　ロキソニン	朝 昼 夕 寝	体調変化により使用した薬の名称の記入と当てはまる時間帯に○を記入
吸入名称	朝 昼 夕 寝	朝 (昼) 夕 寝　メプチン	

| **通信欄** コメント欄 | とても体調が良かったようです。食欲も○外出有 | いつもより咳が多く苦しかったです。 | 患者は、主治医や医療従事者への報告や自身の体調変化で気になることを記入する欄として使用。医療者は、他職種連携用や自己効力向上を目的に活用 |
| 記入者名 | 星　花子(妻) | 星　太郎 | |

図3 「HOT いきいき Diary」の記入例

介護保険申請の流れと障害福祉サービス

医療法人社団恵友会 霧ヶ丘つだ病院 看護部 看護部長	中山初美	Nakayama Hatsumi
同院 慢性呼吸器疾患看護認定看護師	石井和代	Ishii Kazuyo
同院 医療ソーシャルワーカー	末松利加	Suematsu Rika

Introduction

　HOT を受けている患者は、医療費、医療機器の維持費の経済的負担が問題となります。そのため現存する身体障害者福祉法、介護保険、医療保険などの社会資源を在宅療養に有効に活用できるよう情報を提供することが重要です。

1. 介護保険

　介護保険とは、40歳以上の人が加入して保険料を支払い、介護が必要なときにサービス費用の1〜3割の負担で、介護（予防）サービスが利用できる制度です。

1）介護保険のしくみ

65歳以上 （第1号被保険者）	介護や支援が必要であるという認定を受けた場合に、介護（予防）サービスを利用できます。
40歳から64歳まで （第2号被保険者）	介護保険の対象となる16種類の病気（特定疾病）が原因で、介護や支援が必要であるという認定を受けた場合に、介護（予防）サービスを利用することができます。

2）介護保険サービスを利用する手順

①申請	・居住地の市区町村の担当窓口に要介護認定の申請を行います。 ・申請は本人または家族が行いますが、申請に行けない場合には、指定居宅介護支援事業者や介護保険施設、地域包括支援センターなどに代行申請してもらうことができます。
②認定調査・主治医意見書	・市区町村の認定調査員が訪問し、心身の状態や生活状況などについて聞き取り調査を行います。 ・主治医（かかりつけ医）に心身の状態についての意見書を作成してもらいます。 ・主治医の意見書の作成依頼は、市区町村から主治医に直接行われます。
③審査・判定	**一時判定** 全国共通のコンピュータソフトにより、どれだけ介護の手間がかかるかを推計します。 **二次判定** 認定審査会で訪問調査の結果と主治医の意見書をもとに、保険・医療・福祉などの専門家が、介護や支援がどれくらい必要かを審査・判定します。
④介護認定	・認定結果は本人に文書で通知されます。 ・認定は要支援1、要支援2、要介護1、要介護2、要介護3、要介護4、要介護5の7段階で認定されます。 ・要介護認定には有効期限があります（被保険者証に記載されています）。 ・一度認定を受けても、心身の状態が変化した場合は変更申請をすることができます。

3）ケアプラン作成

要支援1〜2	・居住地域を担当する地域包括支援センターで、必要な介護予防サービスについて、利用者と家族との話し合いの上、介護予防サービス計画を作成します。
要介護1〜5	・在宅サービスか介護保険施設のどちらかを選択し、在宅サービスを利用する場合は居宅介護支援事業者のケアマネジャーが利用者と家族と話し合って必要なサービスを決定し、介護サービス計画を作成します。 ・介護保険施設などへ入所する場合は、入所希望施設と直接相談し、施設と契約します。

4）在宅サービスの支給限度額

　在宅サービスを利用する場合、支援や介護の区分に応じて利用できる金額に上限（支給限度額）があります。支給限度額の範囲でサービスを利用するときは、介護保険負担割合証によって1〜3割負担となります。支給限度額を超えて利用した場合、超えた分は全額利用者負担となります。

区分	要支援1	要支援2	要介護1	要介護2	要介護3	要介護4	要介護5
支給限度額	約50,320円	約105,310円	約167,650円	約197,050円	約270,480円	約309,380円	約362,170円

5）介護保険で利用できるサービス

　要支援1~2の人を対象とした「介護予防サービス」と、要介護状態の人を対象とした「介護サービス」とがあります。

	要支援1~2	要介護1~5
自宅での生活を支援するサービス	・介護予防訪問入浴介護 ・介護予防訪問介護 ・介護予防訪問リハビリテーション ・介護予防居宅療養管理指導 ・介護予防訪問看護	・訪問入浴介護 ・訪問介護 ・訪問リハビリテーション ・居宅療養管理指導 ・訪問看護 ・定期巡回・随時対応型訪問介護看護 ・夜間対応型訪問介護
施設に通うサービス	・介護予防認知症対応型通所介護 ・介護予防通所リハビリテーション（デイケア）	・地域密着型通所介護（デイサービス） ・認知症対応型通所介護 ・通所介護 ・通所リハビリテーション（デイケア）
施設に短期間宿泊するサービス	・介護予防短期入所生活介護（ショートステイ） ・介護予防短期入所療養介護（ショートステイ） ・介護予防小規模多機能型居宅介護	・短期入所生活介護（ショートステイ） ・短期入所療養介護（ショートステイ） ・小規模多機能型居宅介護 ・看護小規模多機能型居宅介護
そのほかの在宅サービス	・介護予防認知症対応型共同生活介護（グループホーム） ・介護予防特定施設入居者生活介護	・認知症対応型共同生活介護（グループホーム） ・特定施設入居者生活介護
自宅での生活を整えるサービス	・福祉用具貸与 ・福祉用具購入 ・住宅改修	
施設サービス（施設に入所する）	要支援1~2の認定では入所できません。	・介護老人福祉施設（特別養護老人ホーム） ・介護老人保健施設 ・介護療養型医療施設 ・介護医療院

2. 障害福祉サービス

1) 呼吸器疾患に関連する身体障害の等級

　障害福祉サービスには、障害の程度により1級から7級までの区分があります。そのうち呼吸器関連は1級、3級、4級のみとなっています。

級数	区分	解説
1級	自己の身辺の日常生活活動が極度に制限されるもの	・呼吸困難が強いため歩行がほとんどできないもの。 ・呼吸障害のため指数の測定ができないもの。 ・指数が20以下のもの。または動脈血酸素分圧が50Torr（mmHg）以下のもの。
3級	家庭内での日常生活動作が著しく制限されるもの	・指数が20を超え30以下のもの。もしくは動脈血酸素分圧が50Torr（mmHg）を超え60Torr（mmHg）以下のもの。またはこれに準ずるもの。
4級	社会での日常生活動作が著しく制限されるもの	・指数が30を超え40以下のもの。もしくは動脈血酸素分圧が60Torr（mmHg）を超え70Torr（mmHg）以下のもの。またはこれに準ずるもの。

指数（予測肺活量1秒率）＝1秒量÷予測肺活量×100

2) 呼吸機能障害の人が利用できるサービス

①訪問看護	病状・障害の観察と看護、療養生活の指導医療機器の管理など、生活全般にわたる支援を行います。 身体障害者手帳1級では、指定を受けた訪問看護ステーションを利用する際に、市町村から利用料金の助成が受けられます。
②HOT導入費用の助成	高度の肺疾患や心疾患を持っている患者でも、自宅での生活や社会生活を行うことができます。患者の息切れが改善し、QOLが向上し、生存率の改善が期待されます。しかし運動時のみの低酸素血症に対する酸素投与は生命予後に関与しないとの報告があります。 障害等級1級の人などには、費用の助成があります。
③日常生活用具の給付、貸与	呼吸器疾患の障害者に必要な医療器具などの給付、貸与が受けられます。

引用・参考文献
1) 介護報酬ハンドブック　改定2021年度版. 大阪, シルバー産業新聞社, 2021, 252p.
2) 介護報酬の解釈1. 東京, 社会保険研究所. 2018, 1242p.
3) 日本呼吸器障害者情報センター. 呼吸器障害者のためのハンドブック（新訂版）. 東京, 日本呼吸器障害者情報センター, 2015, 48p.

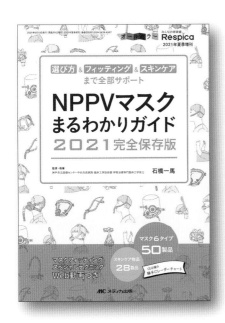

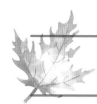

索引

●読者の皆様へ

この度は本増刊をご購読いただき、誠にありがとうございました。Respica編集室では、今後も皆様のお役に立つ増刊の刊行を目指してまいります。つきましては、本書に関する感想・ご提案等がございましたら当編集室までお寄せくださいますようお願い申し上げます。

みんなの呼吸器 Respica 2021年冬季増刊（通巻238号）

病棟・外来・在宅医療チームのための
在宅酸素療法まるごとガイド

2021年11月25日発行

定価（本体3,200円＋税）

ISBN978-4-8404-7430-6

乱丁・落丁がありましたら、お取り替えいたします。

無断転載を禁ず。

Printed and bound in Japan

■編　　著　石原英樹　竹川幸恵
■発 行 人　長谷川 翔
■編集担当　末重美貴　加藤万里絵　小笠原 聡　鈴木陽子
■装　　幀　株式会社創基 市川 竜
■イラスト　松山朋未
■発 行 所　株式会社メディカ出版
　　　　　　〒532-8588 大阪市淀川区宮原3-4-30 ニッセイ新大阪ビル16F
　　　　　　【編　集】 TEL 06-6398-5048
　　　　　　【お客様センター】 TEL 0120-276-591
　　　　　　【広告窓口／総広告代理店】株式会社メディカ・アド
　　　　　　　　　　　　　　　　　　　TEL 03-5776-1853
　　　　　　【E-mail】 respcare@medica.co.jp
　　　　　　【URL】 https://www.medica.co.jp
■組　　版　株式会社 明昌堂
■印刷製本　株式会社シナノ パブリッシング プレス